Legende

 Seite im Merkbilderbuch
Meditrick anschauen

 Seite im Punktebuch
Fakten nachschlagen

 Anzahl Fakten
Wie viel zu lernen?

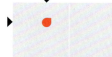

Punkt eins im Bild

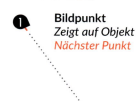 **Bildpunkt**
Zeigt auf Objekt
Nächster Punkt

Illustration
Maria Raiza Miranda-Escota
Zeichnung
Giulio Maria de Matteis
Übersetzungen & Kommentar Zeichnungen
Steffen Reimers
Julia Emde

Ideengebung & Texte
Paul von Poellnitz, Julia Emde
Michael Seifert, Kristina Käppel
Lisa Alexander, Sofie Unterhitzenberger
Miriam Seifert

Buchkonzept & Layout
Paul von Poellnitz
Buchlayout
Jonas Kamps

Lektorat Ideen und Texte
Sofie Unterhitzenberger,
Florian Hagenbourger

Neuroanatomie Buch
Merkbilderbuch
1. Auflage

© 2019 Meditricks GmbH
Alle Rechte vorbehalten
Printed in Germany
Gereift unter der Sonne Freiburgs
ISBN 978-3-94686-42-8

Viel Spaß beim Merken,
Dein

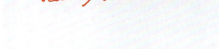

Quellen
Neuroanatomie: Struktur und Funktion,
6. Auflage, Martin Trepel
AMBOSS, entsprechende Lernkarten
Prometheus, 2. Auflage
Principles of Neural Science, 5th Edition,
Eric Kandel et. al
physiologie.cc, Helmut Hinghofer-Szalkay
teaching.thehumanbrain.info,
Vorlesungen & Bücher von Robert Sapolsky
weitere

Hirnnerven

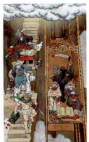
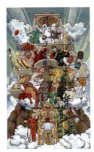
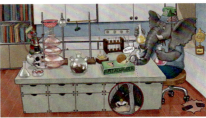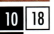
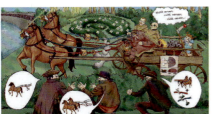
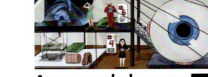
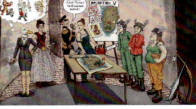
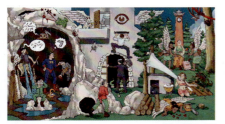
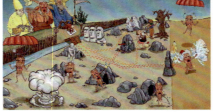
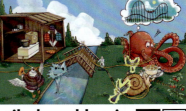
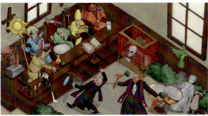
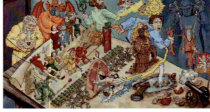
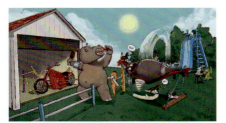
Rückenmark

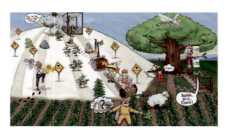
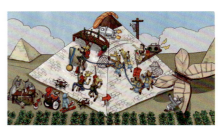

Plexus

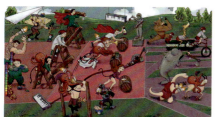

 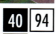
Vegetatives Nervensystem

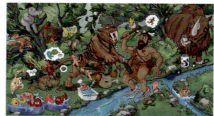

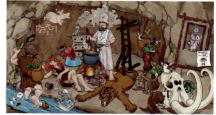

Systeme

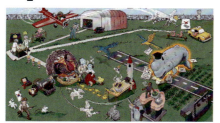

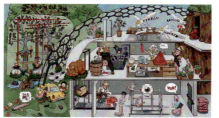

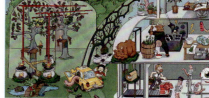

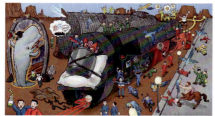

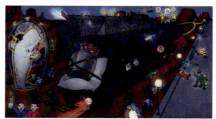

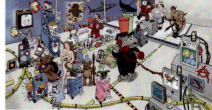

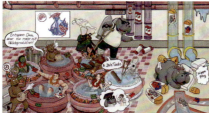

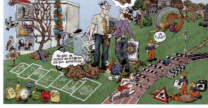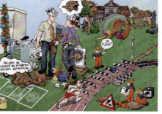

Lerntipps? Punktebuch S.194

Hirnnerven

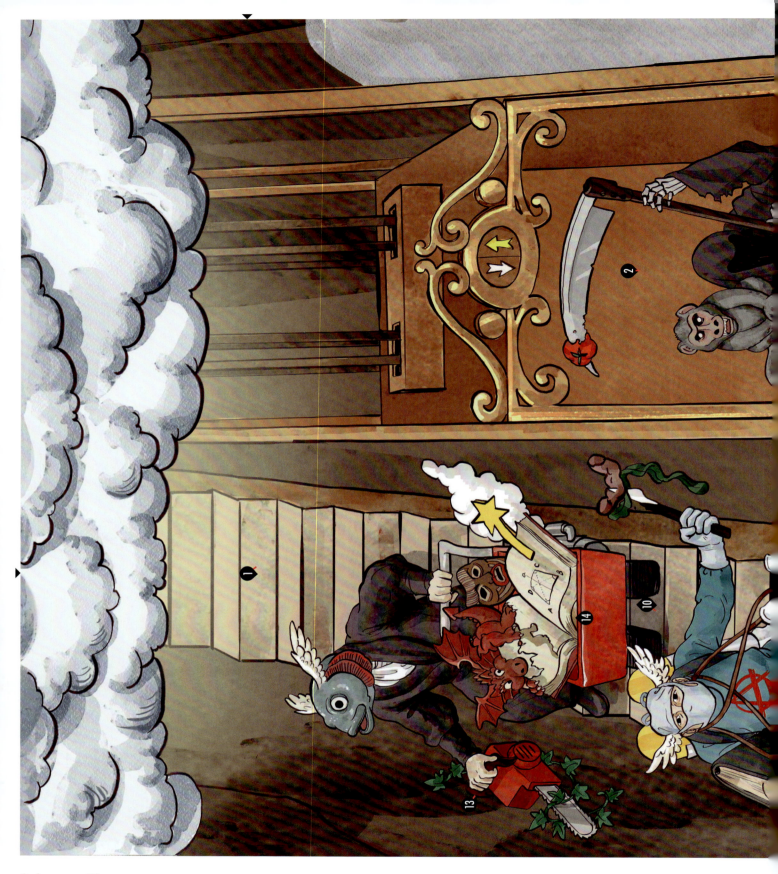

Aufzug zum Olymp

Stirbt jemand auf Erden, bringt der Sensemann den Göttern des Olymps Körper und Seele des Verstorbenen; inbegriffen ist auch das Wissen der Seele. Körper (Soma) und Wissen können die Götter im Olymp dann nach eigenem Gutdünken gebrauchen. Im Aufzug nach oben trifft der Sensenmann schonmal eine Vorauswahl: Handelt es sich eher um den gemeinen Bürger oder gar um jemand Gebildeten mit Spezialwissen...? Aber die Götter sind ja keine Unmenschen. Sie schicken den Bürgern im Gegenzug für jeden Toten etwas Nützliches auf die Erde hinunter. Einmal etwas zur Grundversorgung und einmal etwas für die Bildung. Drei Boten eilen gerade angestrengt die Himmelstreppe hinab, während mit dem Sensenmann zwei Verstorbene Richtung Olymp auffahren.

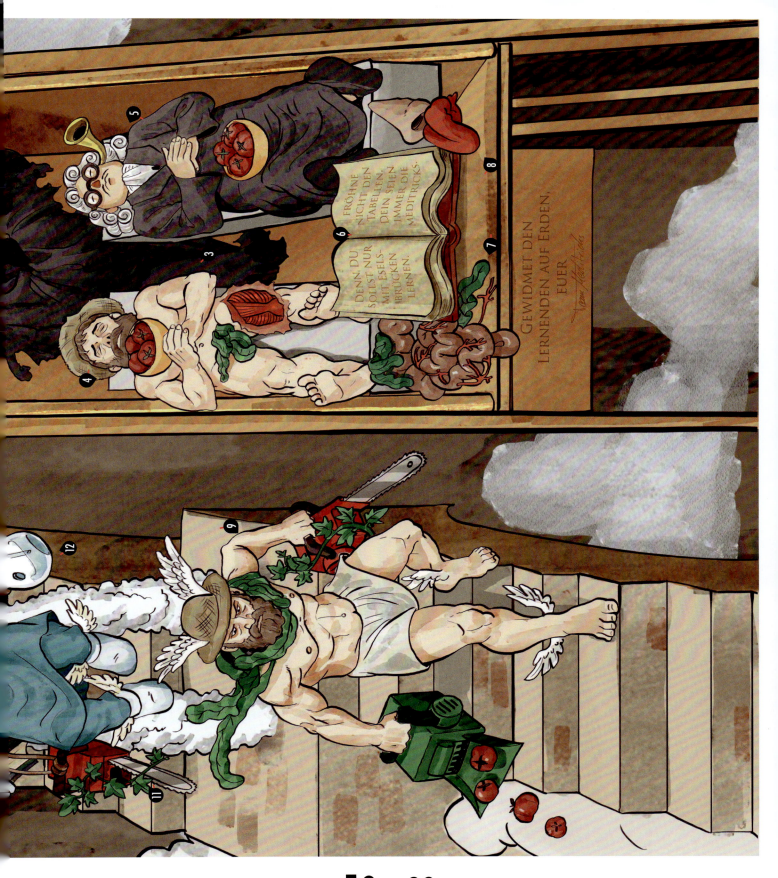

Faserqualitäten

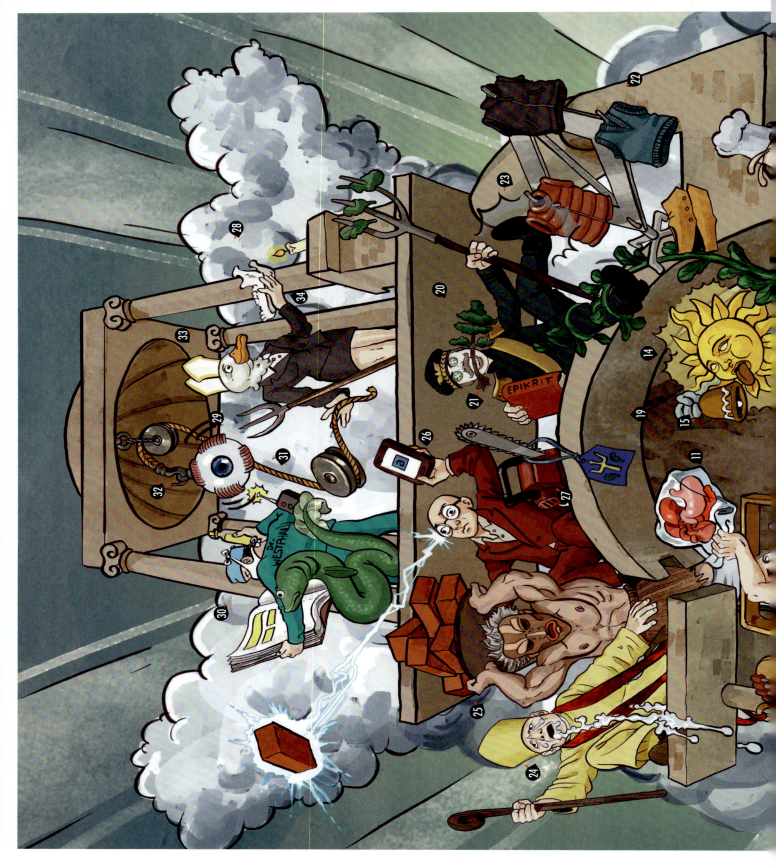

Die Gnade der Götter

Der jüngst verstorbene Bauer Olaf steht vor den Himmelspforten zum Olymp. Um ihrem illustren Leben nachzugehen, lassen die Götter die Seelen der Toten für sich schuften. Bauer Olaf bekommt vier Aufgaben gezeigt. Danach, so wird ihm versprochen, darf auch er am schönen Leben im Olymp partizipieren: Direkt hinter dem Tor zum Olymp muss er das Spinatfeld beackern. Darüber liegt die Medaillen-Kammer, hier gilt es viele lange Medaillen täglich zu polieren. Auf der Brücke soll er bei den Restaurations-Arbeiten helfen und Steine schleppen. Die letzte Aufgabe: In der himmlischen Kuppel gilt es, kunstvolle Arbeiten fertigzustellen. Diese verlangen aber viel Augenmaß.

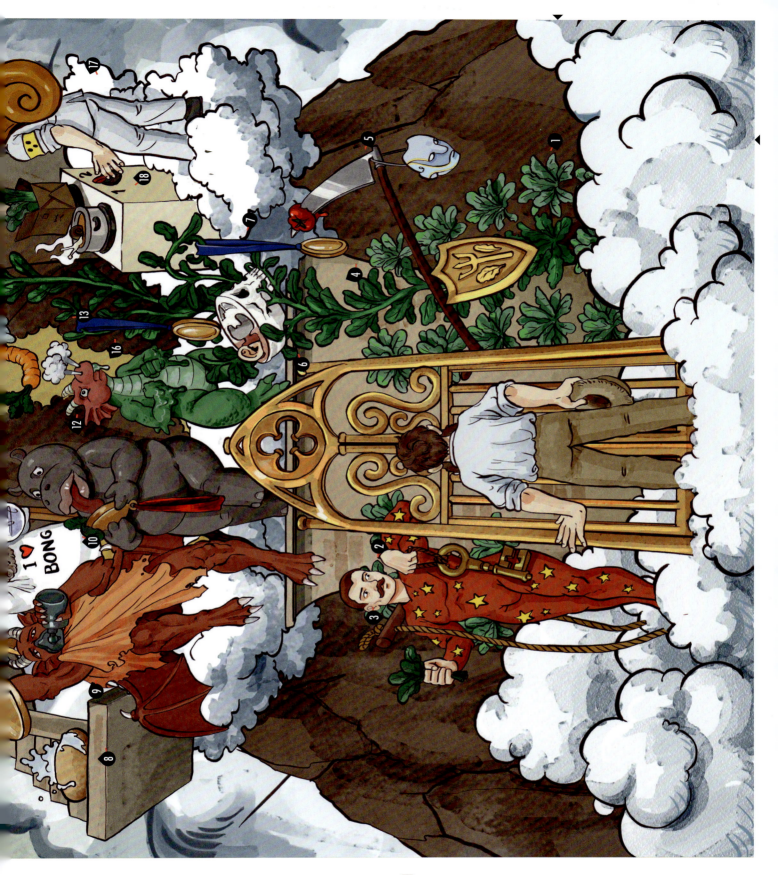

Hirnnervenkerne

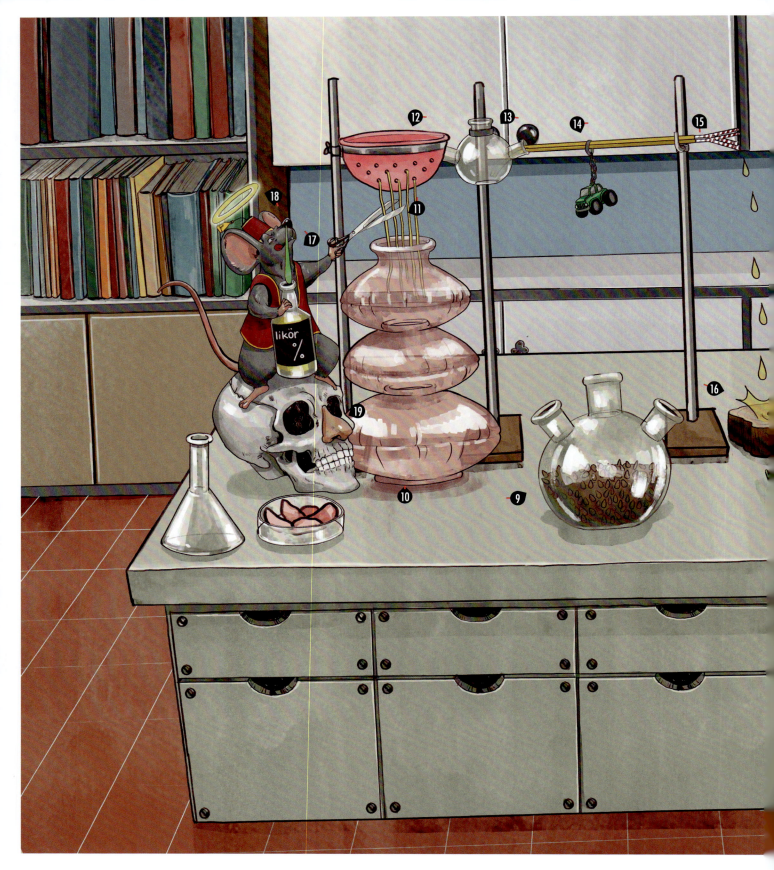

Olf's factory

Elefant Olf ist DIE Nr. 1! Er hat einen besonders guten Geruchssinn und liebt es, neue Düfte zu kreieren. Also hat er sein Hobby zum Beruf gemacht und „Olf's factory" (N. olfactorius) eröffnet. Hier kann er tagelang herumexperimentieren. Er baut die wahnwitzigsten Apparaturen, um den perfekten Duft zu extrahieren. Seine kleinen Helfer, die Schnecke (Filae olfactoriae leiten langsam) und der Piep-Pol-Vogel (bipolare Sinneszellen) fragen sich schon lange, woher dieser außergewöhnliche Geruchssinn kommt und inspizieren daher Olfs Nasenlöcher ganz genau. Diese Ablenkung nutzt Olfs größte Kontrahentin Anna, die osmanische Maus (Anosmie), für einen Sabotageversuch!

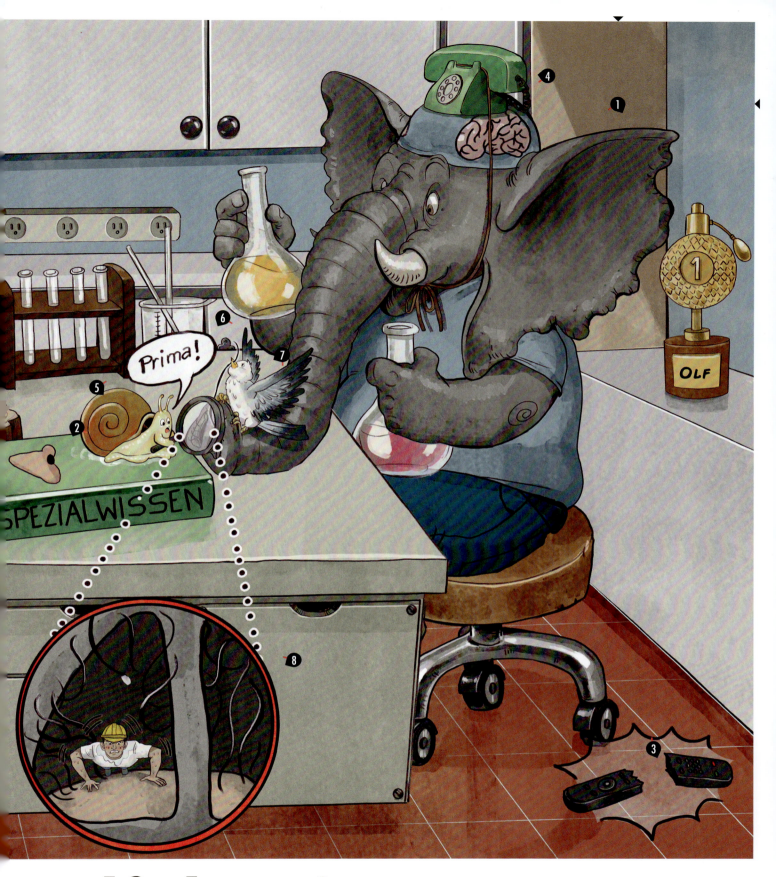

Olfaktorius

HN01

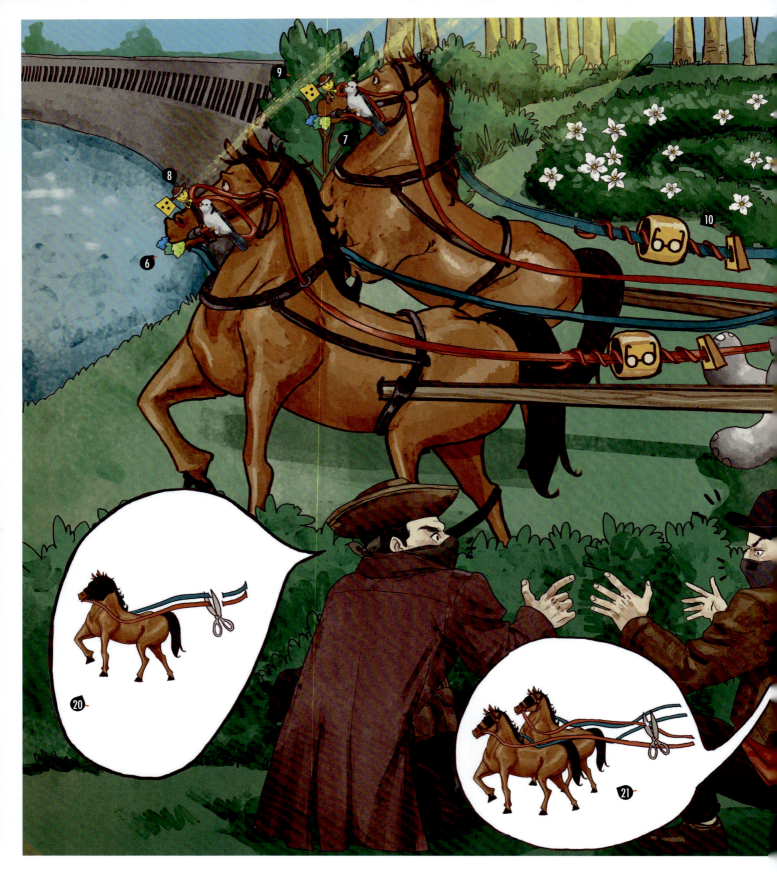

Die Brüder Opticus auf dem Weg zur Medizintechnikmesse

Die Gebrüder Opticus haben es endlich geschafft: die Erfindung der Brille! Sie hoffen auf den großen Durchbruch und reisen mit ihrem Kutschengespann zum nächsten Jahrmarkt in Aarfeld im Prättigau. Als Kutscher sind die Brüder leider alles andere als begabt und verheddern zum wiederholten Male die Zügel. Dieses Missgeschick wird sogleich von drei Wegelagerern ausgenutzt. Sie verstricken sich jedoch in eine Fachsimpelei, wie die Kutsche am besten zu überfallen sei. Die kleine neugierige Ophilia hat sich derdieweil heimlich hinten auf den Wagen geschlichen. Sie untersucht nun sorgfältig die seltsamen neuartigen Gestelle, um das Patent der Brüder Optikus abzukupfern.

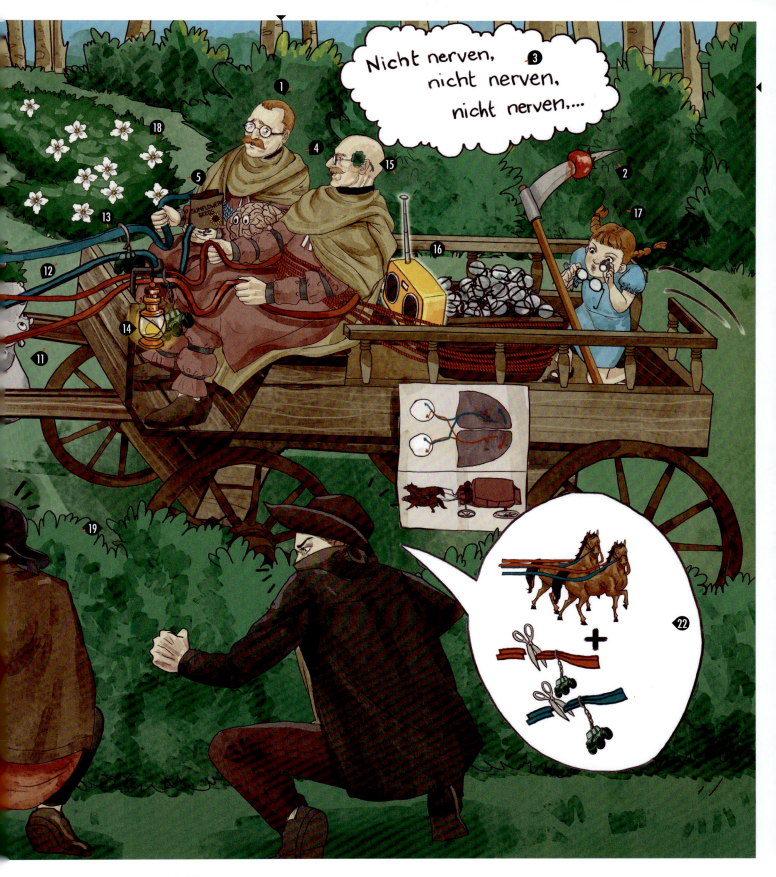

Optikus

HN02

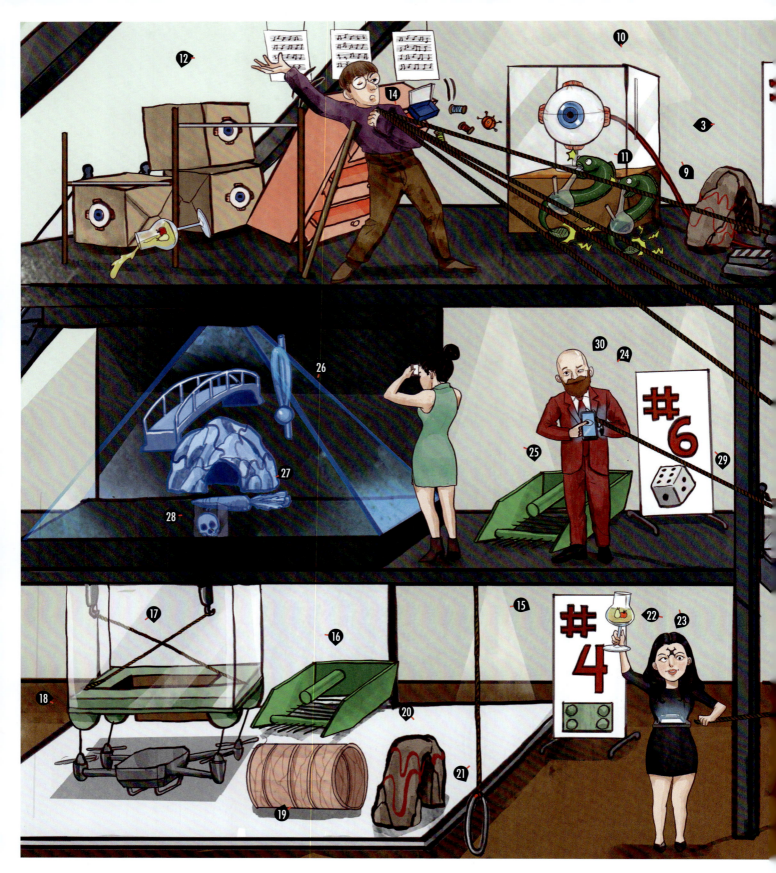

Medizintechnikmesse rund ums Auge

Die alljährliche Medizintechnikmesse rund ums Thema Auge hat begonnen! Auch diesmal sind wieder spannende Innovationen vertreten: die Vorreiter der Messe sind eindeutig das motorisch fernsteuerbare Glasauge, die Augen-OP-Drohne und eine ganz besondere App. Diese hilft Deinem Auge, innere Bilder nach außen zu projizieren. Die präsentierenden Erfinder feiern sich schonmal, während der eigentliche Geheimtipp die algen-grüne Tomatenerntemaschine zu sein scheint.

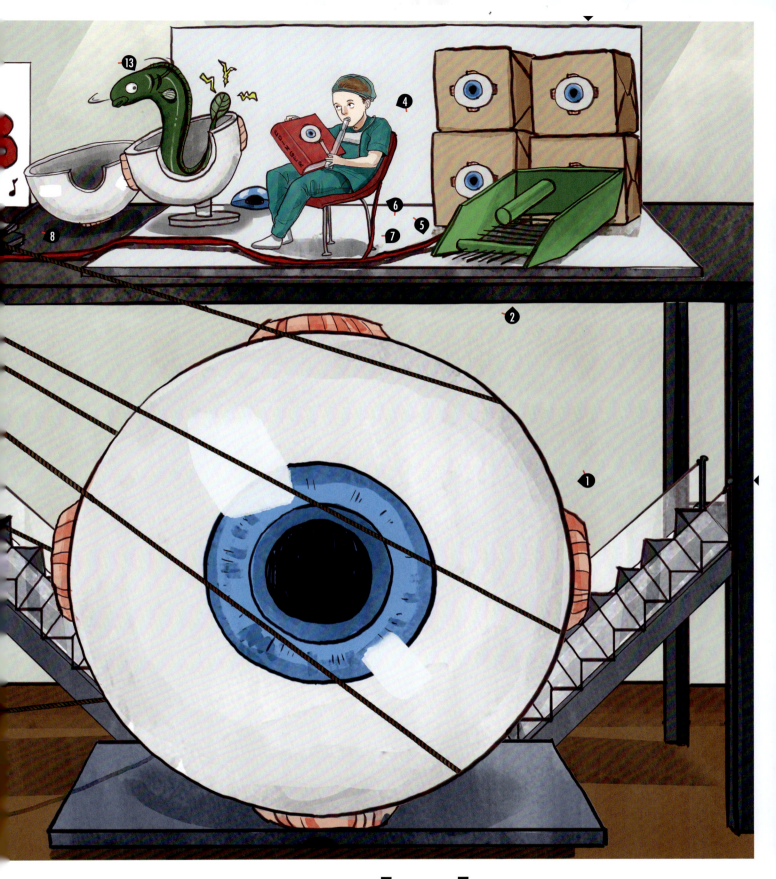

Augenmuskelnerven

HN03+04+06

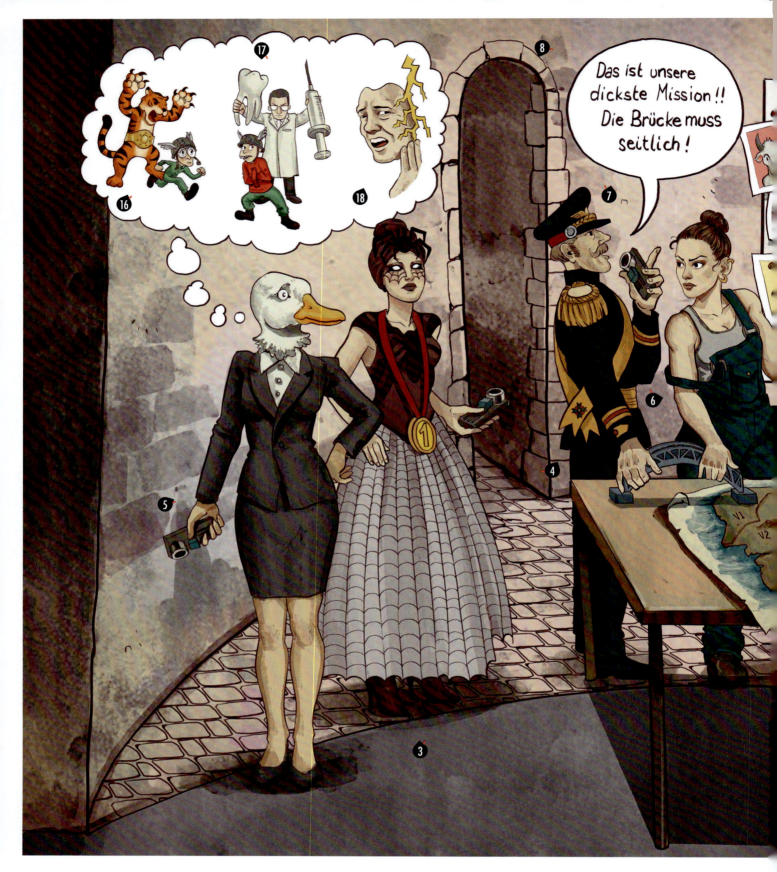

Operation Fünf: das Briefing

Wir befinden uns in einem düstren Innehof, gemeinsam mit den Drillingen Crazy-Eye-Ophelius, Mad Max und Mandel-Mandy. Die drei erhalten eine Topsecret-Mission von der Regierung; die läuft schlicht unter dem Namen „Operation Fünf". Ein neuer Kontinent wurde entdeckt, den gilt es nun auszukundschaften. Ein vierköpfiges Team der Regierung erklärt ihnen den Plan in einem geheimen Innenhof, zu dem nur eine kleine Gasse führt ...

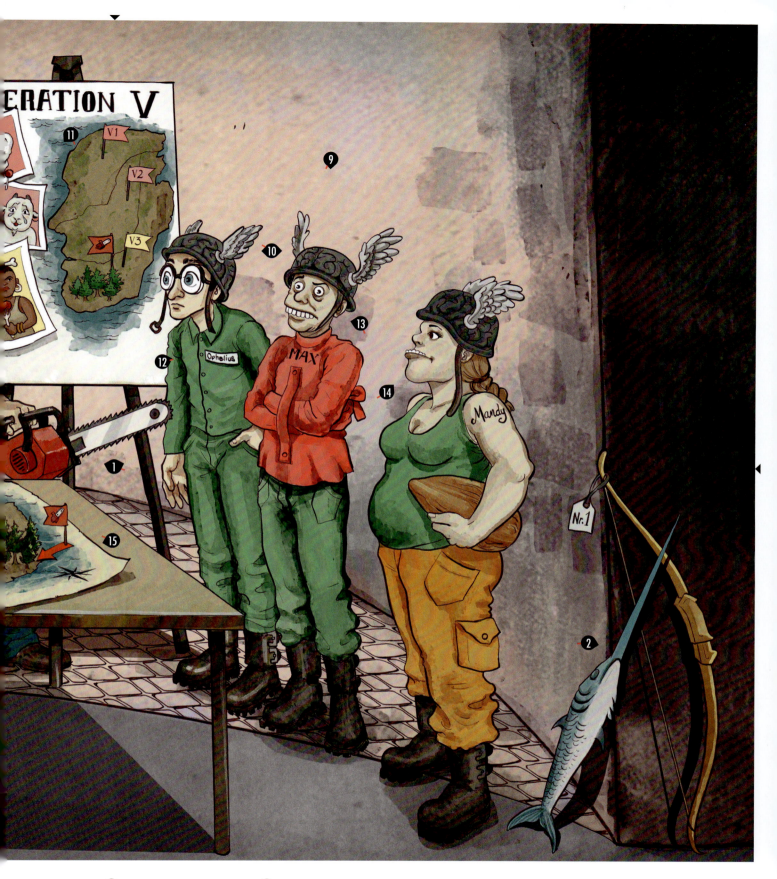

Trigeminus

HN05, Teil1

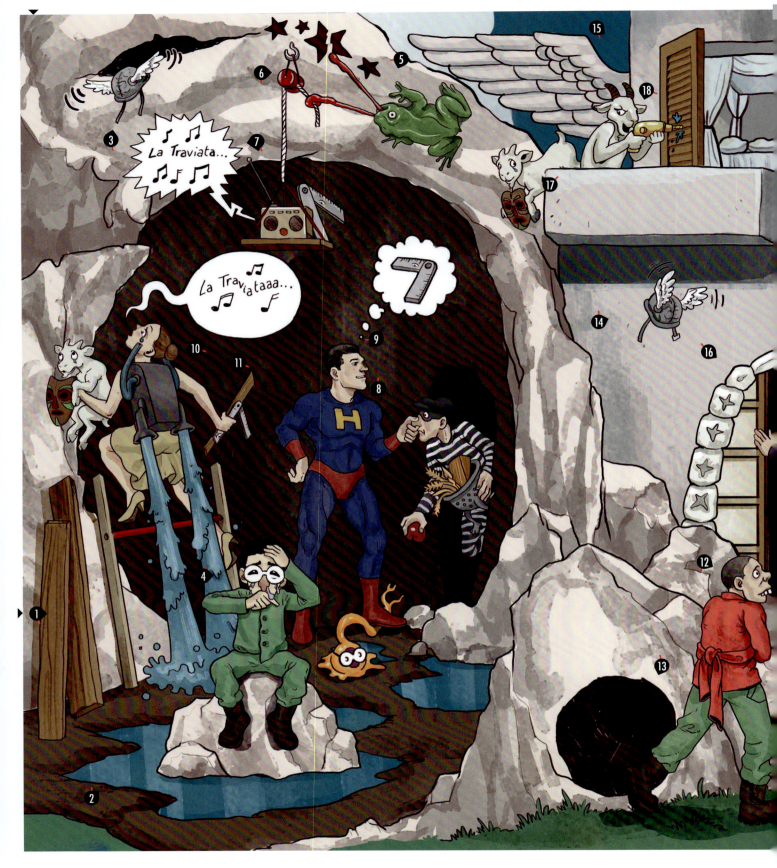

Operation Fünf: die drei Missionen

Die Drillinge haben den Kontinent und ihre Einsatzgebiete erreicht und Operation V beginnt. Unsere drei Agenten und ihre Teams sind gut gelandet, mussten sich aber sofort aufteilen:

V1: Crazy-Eye-Ophelius und sein Team sind in ein komplexes Höhlensystem geraten und suchen nun verzweifelt einen Ausgang. Während Crazy-Eye-Ophelius' Hoffnung schwindet, bemüht sich der Frosch mit zwei Zungen, eine ertastete Spalte im Fels zu vergrößern, die sentimentale Lacrima hingegen hat sich den kleineren Problemen des Lebens zugewandt und hilft einer kleinen Ziege auf einen Felsvorsprung.

V2: Mad Max und Co. mussten zwar auch kurz durch Höhlen, konnten aber schnell wieder herausklettern und haben dabei eine atemberaubende Entdeckung gemacht: einen sonderbaren Palast mit großen steinernen Flügeln und großem aufgemalten Auge.

V3: Für Mandy ist es gut gelaufen. Unerwartet ist sie auf Einheimische getroffen! Sehr faszinierende Wesen, nahezu engelsgleich: Ein Naturvolk mit Flügeln, die sehr friedliche Zeitgenossen zu sein scheinen, denn sie helfen bereits, die Forschungsstation im Kiefernwald mit aufzubauen und leben im Einklang mit der Natur.

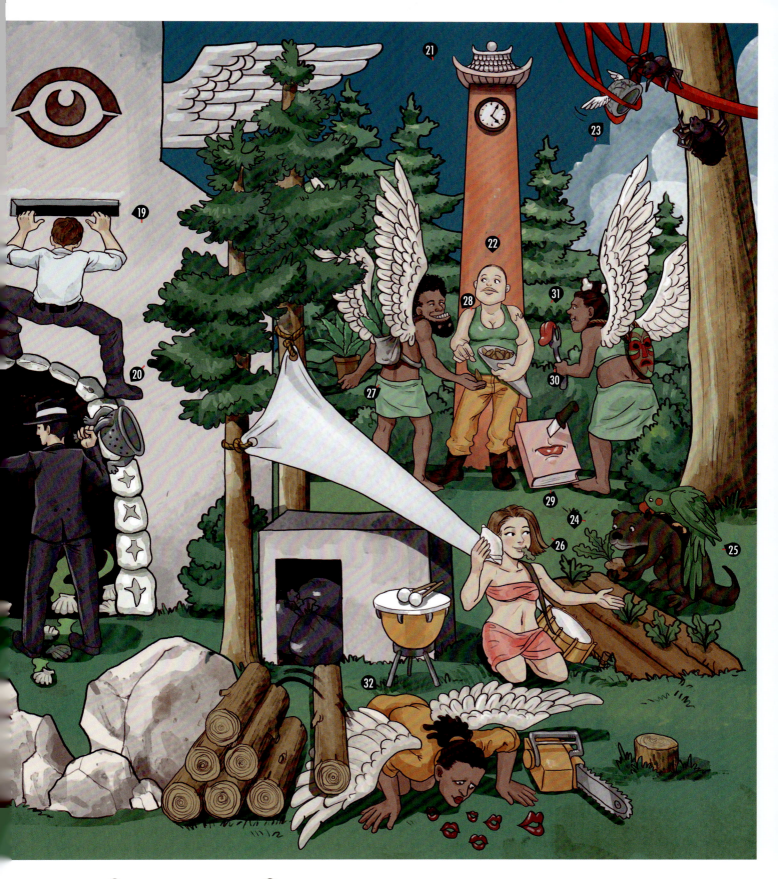

Trigeminus

HN05, Teil2

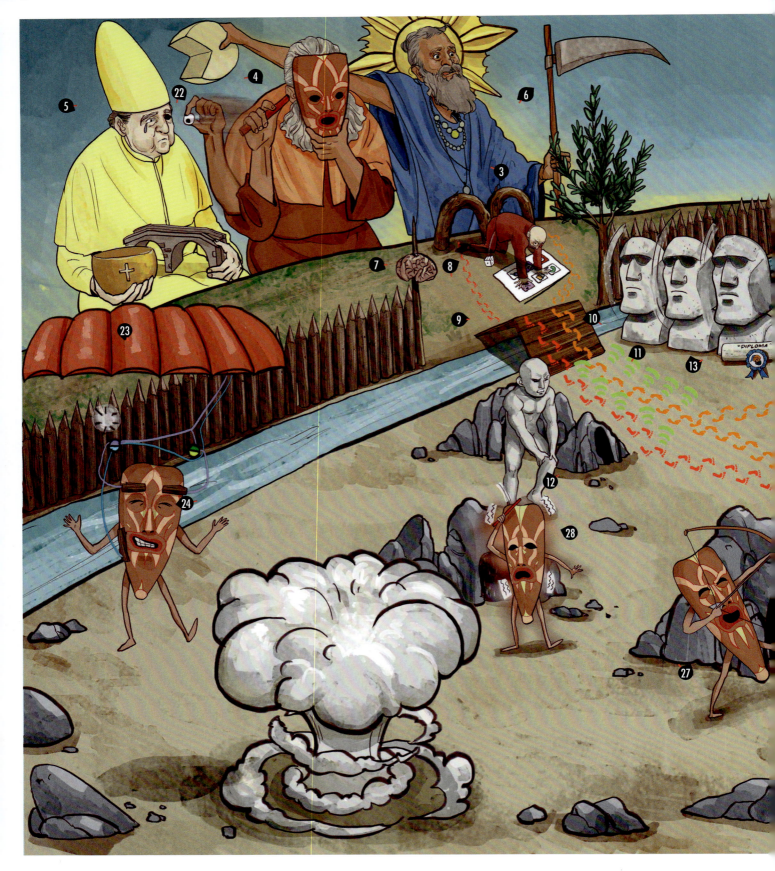

Wettbewerb von indischem Medicus und Fratzen-Mann

Der Fratzen-Mann und der indische Medicus tragen einen Wettbewerb aus: Wer ist der genialere Magier? Der Masken-Mann setzt auf Voodoo und manipuliert die Gesichtsausdrücke der Menschen. Der indische Medicus ist Herr über die Drüsen und den guten Geschmack. Die Jury besteht aus drei Mitgliedern: Papst Salvatore der Oberste, dem Vater des Fratzen-Mannes und dem Sonnengott mit Sense. Auf ihrem Weg müssen die Kontrahenten mehrere knifflige Aufgaben erfüllen. Und dann gibt es da noch ein paar fiese Manipulationsversuche durch die Helferlein des Masken-Vaters ...

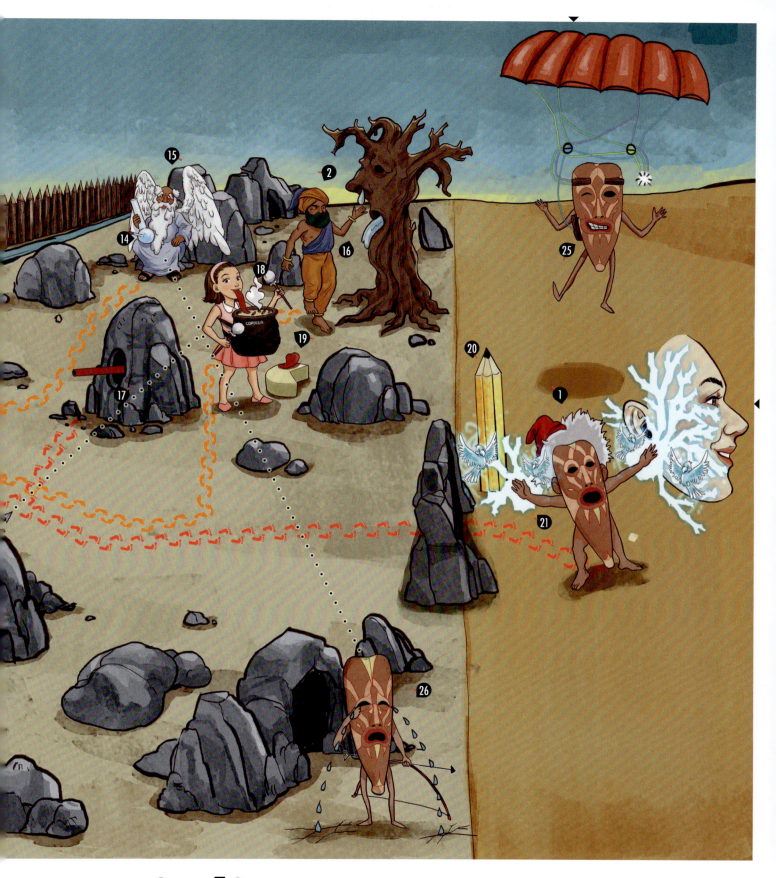

Fazialis

HN07

 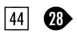

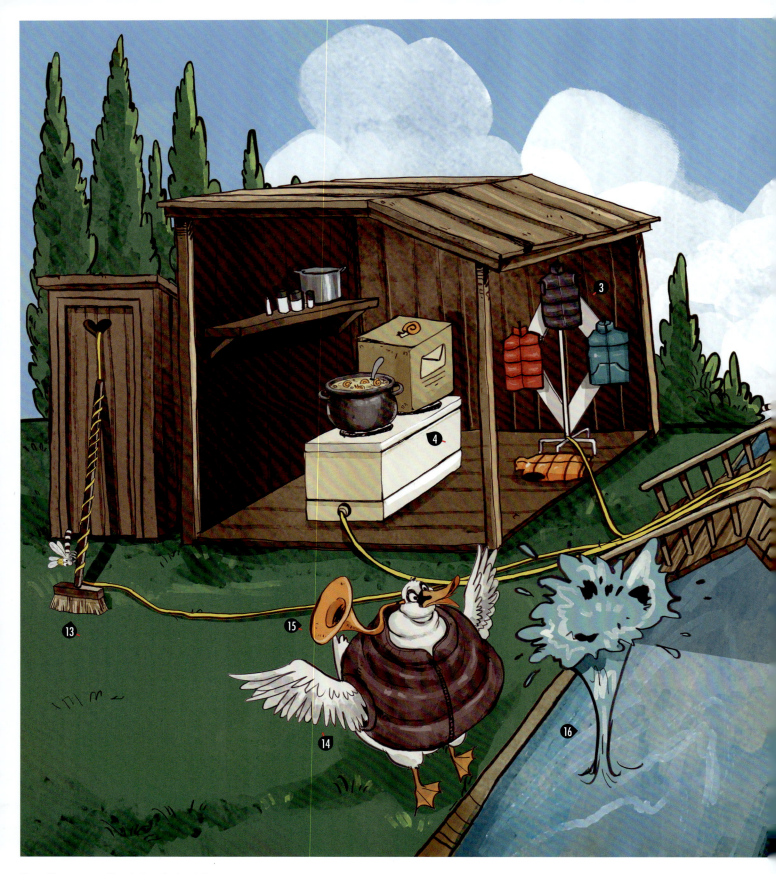

Der Oktopus wollte Achterbahn fahren

Eigentlich wollte der Oktopus heute endlich eine atemberaubende Achterbahnfahrt absolvieren und sich in einer seiner vier schicken Westen zeigen. Diese hängen immer in seiner rautenförmigen Garderobe. Die zuletzt anprobierte Weste hat er auf dem Boden liegen lassen, denn wie wir sehen, wird das mit der Achterbahn heut leider nix. Der Koch, eine Schnecke, hatte ihm vorher eine Schneckensuppe gekocht. Der Schneckenkoch ist blind und kocht nur nach Gehör. Was sich jetzt vielleicht rächt, denn Haltbarkeitsdaten kann man schlecht hören: Die Suppe ist dem Oktopus nicht so gut bekommen ist. Ihm ist speiübel.

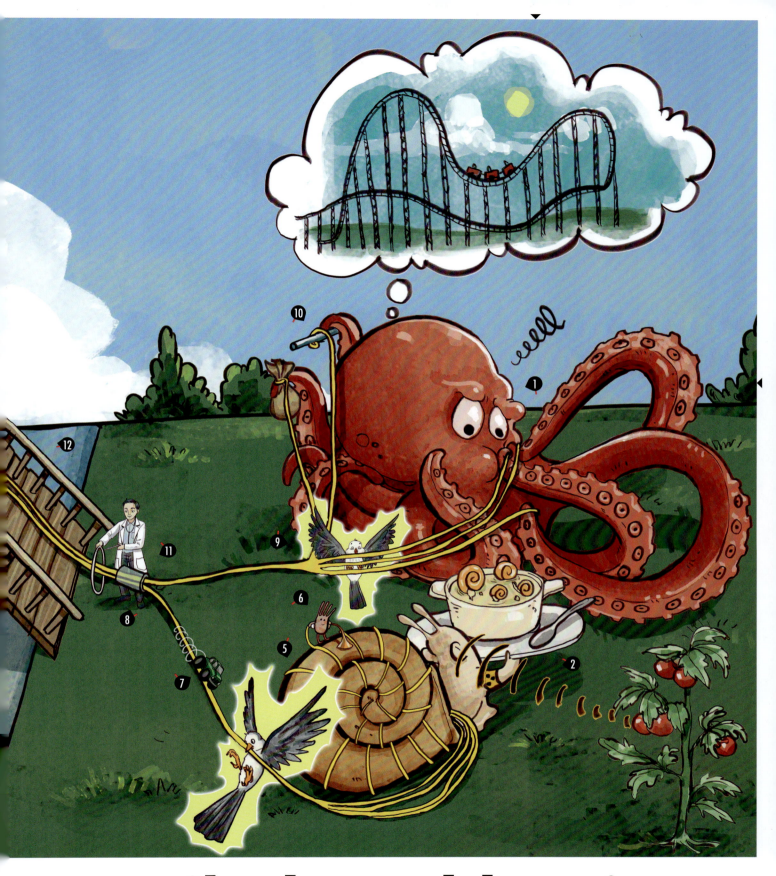

Vestibulocochlearis

HN08

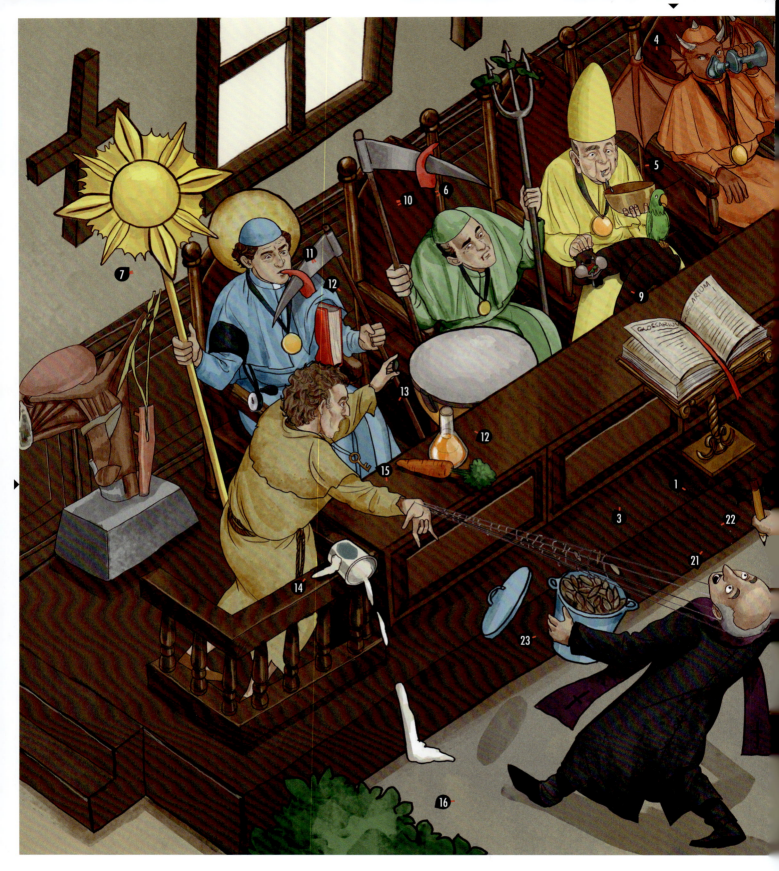

Gerichtsverhandlung über das ketzerische Glossar

Die katholische Kirche ist in Aufruhr! Ein progressiver Pfarrer hat das Glossar zur Bibel neu verfasst. Er wird beschuldigt, dieses ketze-
risch und falsch verfasst zu haben. Nun sollen der Papst und drei seiner Bischöfe Recht sprechen. Der angeklagte Pfarrer tut alles, um
unschuldig aus der Nummer rauszukommen. Er bringt den Richtern einen Betrüger, einen armen, leicht verrückten Vagabunden: Dieser
habe das Glossar verfasst. Doch der Chef-Ankläger, ein gewiefter Pfarrer und Bowling-Fanatiker, hat allerlei Beweismaterial aufgefahren
– Karotten scheinen eine zentrale Rolle zu spielen. Er tut alles, um den vermeintlichen Ketzer zu überführen. Bevor dieser fliehen kann,
kommen noch übernatürliche Kräfte in Spiderman'scher Manier zum Einsatz.

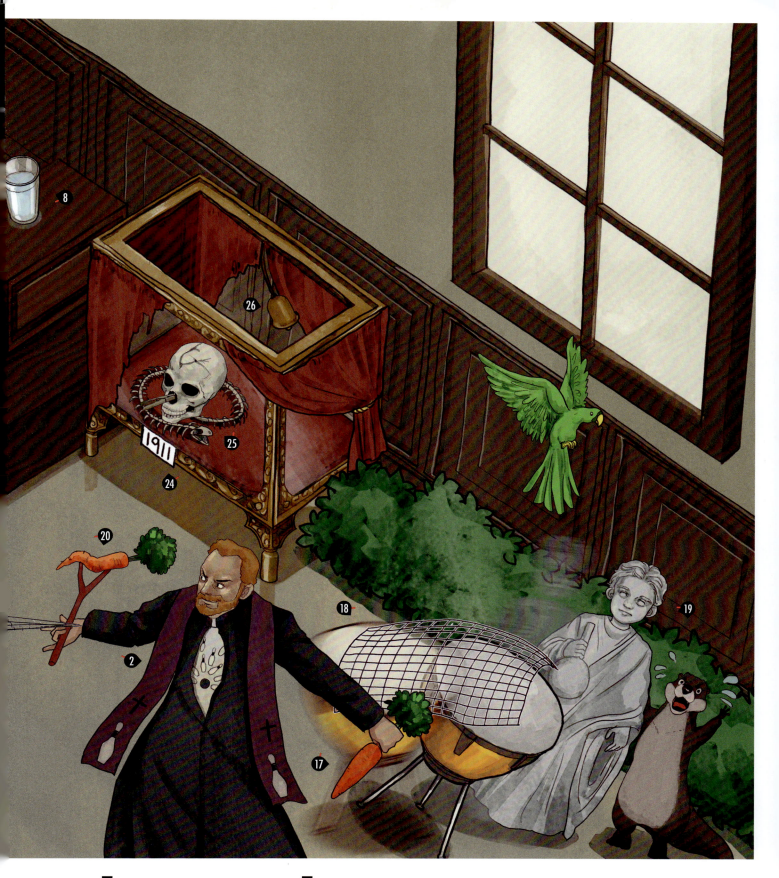

Glossopharyngeus

HN09

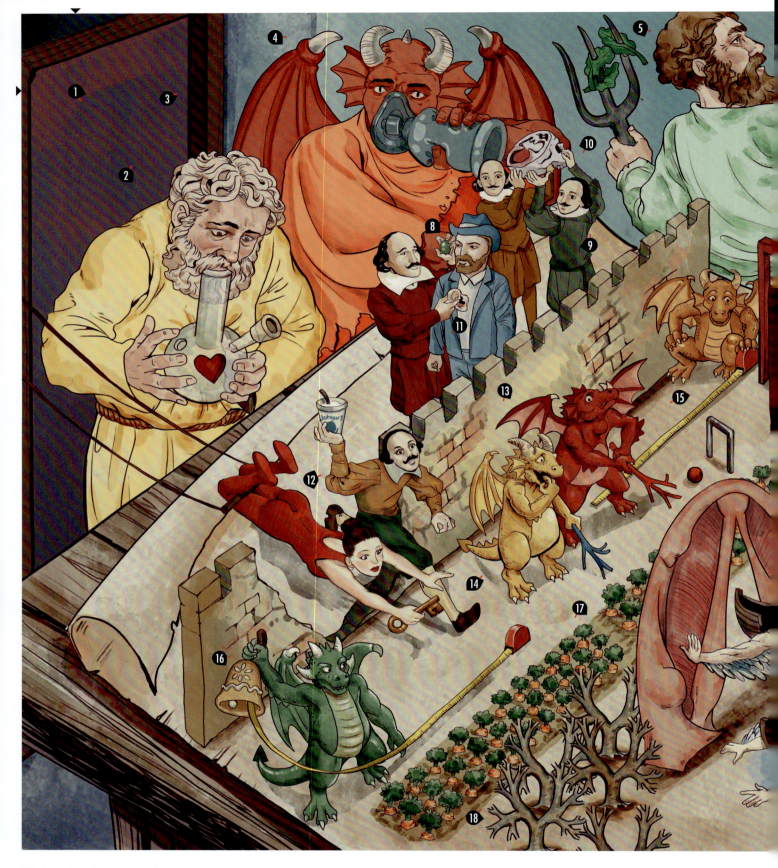

Die Vagabunden und das Vagusgebiet

Die fünf nervenden Vagabunden halten sich für die entspanntesten Kerle überhaupt. Hier blicken sie gerade auf ihre letzten fünf Abenteuer im Vagusgebiet.

Das erste Abenteuer ist die Geschichte mit Shakespeares Gang und Vincent Van Goghs Ohr.

Das zweite Abenteuer ist das Cricket-Spiel der kleinen Drachen-Gang.

Das dritte Abenteuer ist der Versuch, die Prinzessin hinter den Karottenfeldern und den Bronchial-Bäumen zu entführen.

Das vierte Abenteuer, der versuchte Diebstahl des Plexiglas-Ösophagus, misslingt.

Das fünfte und letzte Abenteuer: Am böhmischen Kanonen-Punkt endet der Einfluss der Vagabunden. Hier gönnen sie sich nochmal einen großen Spaß und beladen die Kanone mit lauter Organen, was eine ziemliche Schweinerei ergibt.

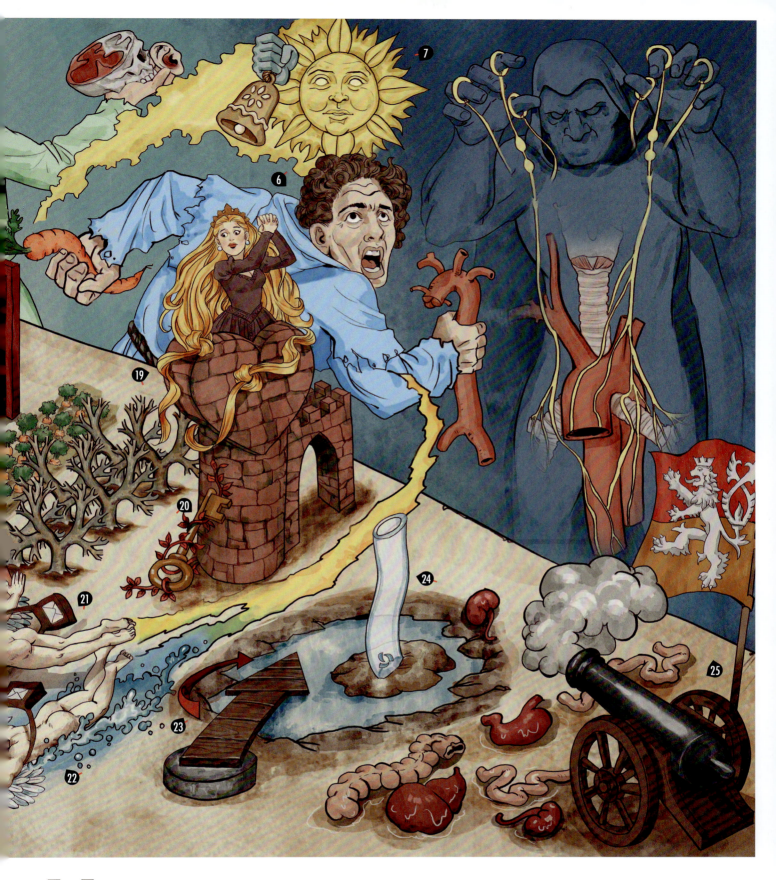

Vagus

HN10

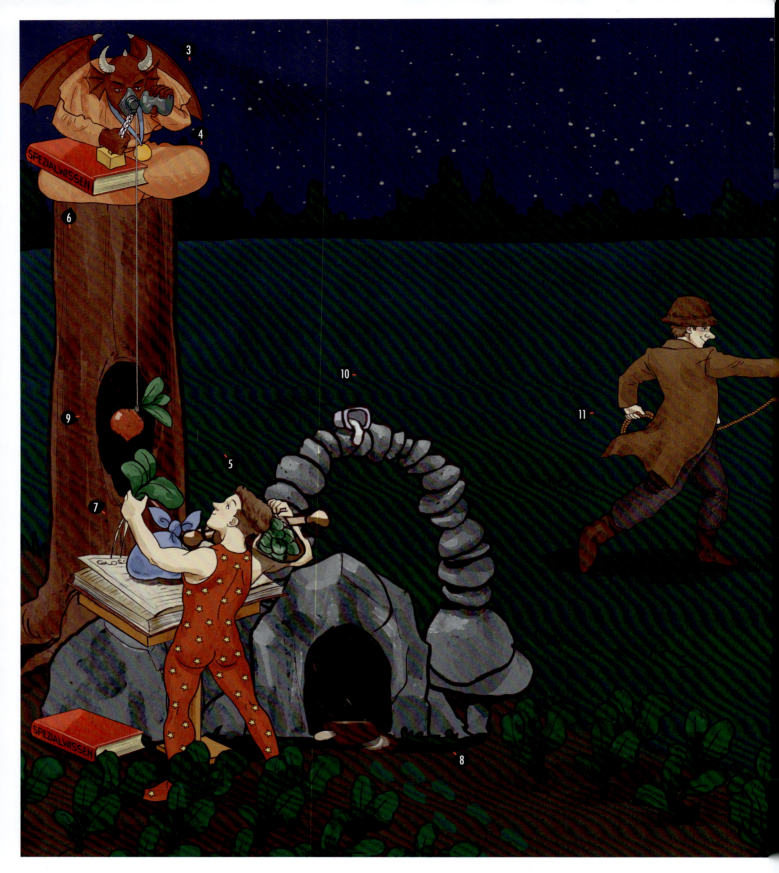

Romantik unter Sternen

Die kräftige Trapezkünstlerin will Zugang zur Sternenwarte haben. Das ist ihr Lieblingsort. Hier will sie unter Sternenhimmel ihre Trapez-künste üben. Doch der schwache Wächter mit Schiefhals möchte im Tausch gegen den Schlüssel zwei seltene Wurzeln haben, um seine Kräfte wiederzuerlangen. Also macht sie sich auf die Suche... Zum Glück gibt es Hilfe von zwei Gesellen in einem hohlen Baumstamm. Eine Wurzel bekommt sie vom myteriösen Ambu-Beutel-Guru. Mit Hilfe eines Vagabunden gelangt diese Wurzel dann auch an ihr Ziel. Die andere Wurzel bekommt die Trapezkünstlerin vom Spinatfeld durch ihren Assistenten.

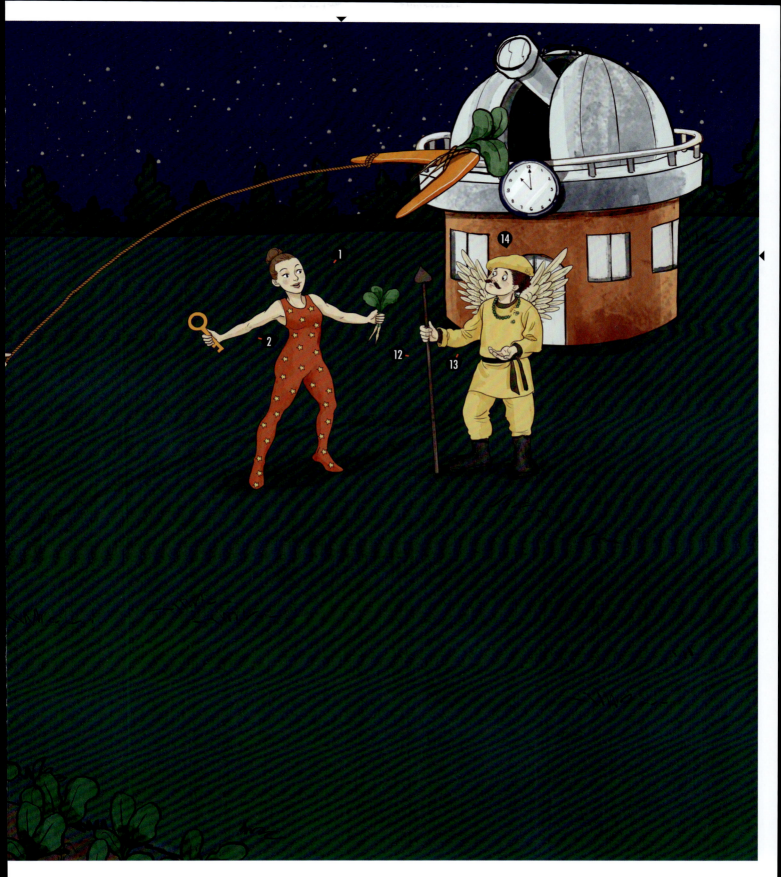

Accessorius

HN11

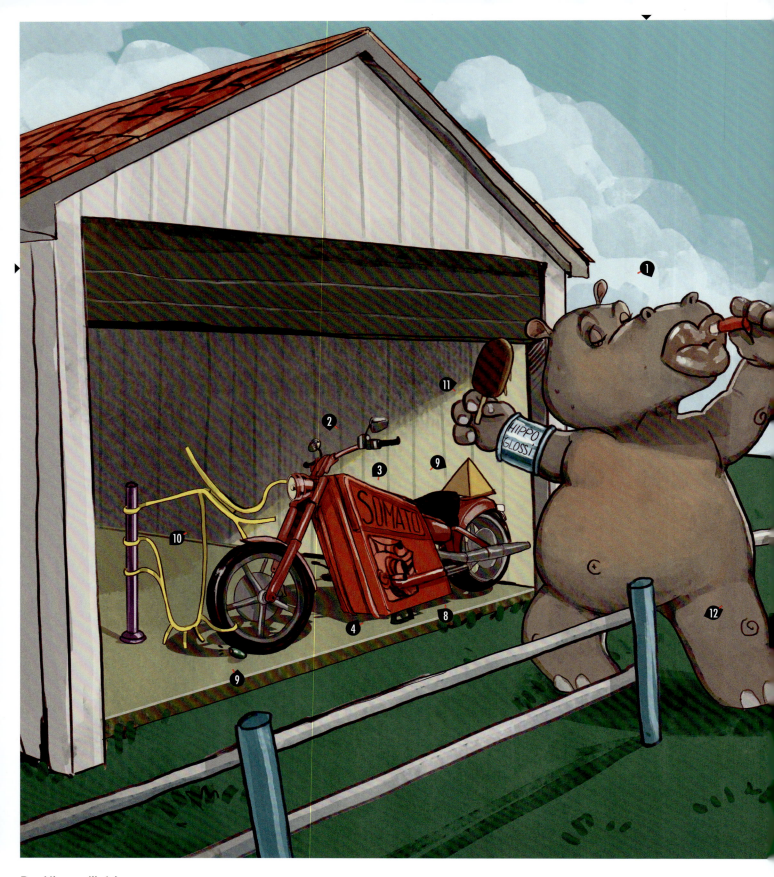

Das Hippo will sich sonnen

Da glotzt das Hippo nicht schlecht. Es hat sich mit Lipgloss für ein mittägliches 12-Uhr-Sonnenbad schick gemacht. Doch es findet die Hängematte von einem feisten Walross besetzt, das von der Rutsche direkt draufgeplumst ist und fast hinüberfällt, da es sich die rechte Flosse gebrochen hat.

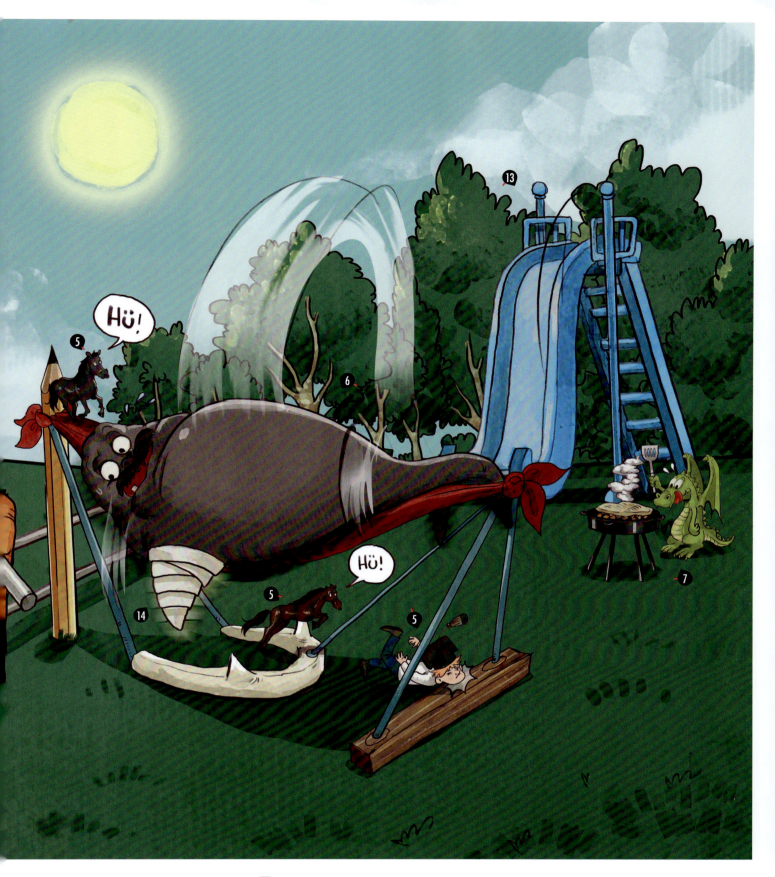

Hypoglossus

HN 12

70 14

Rückenmark

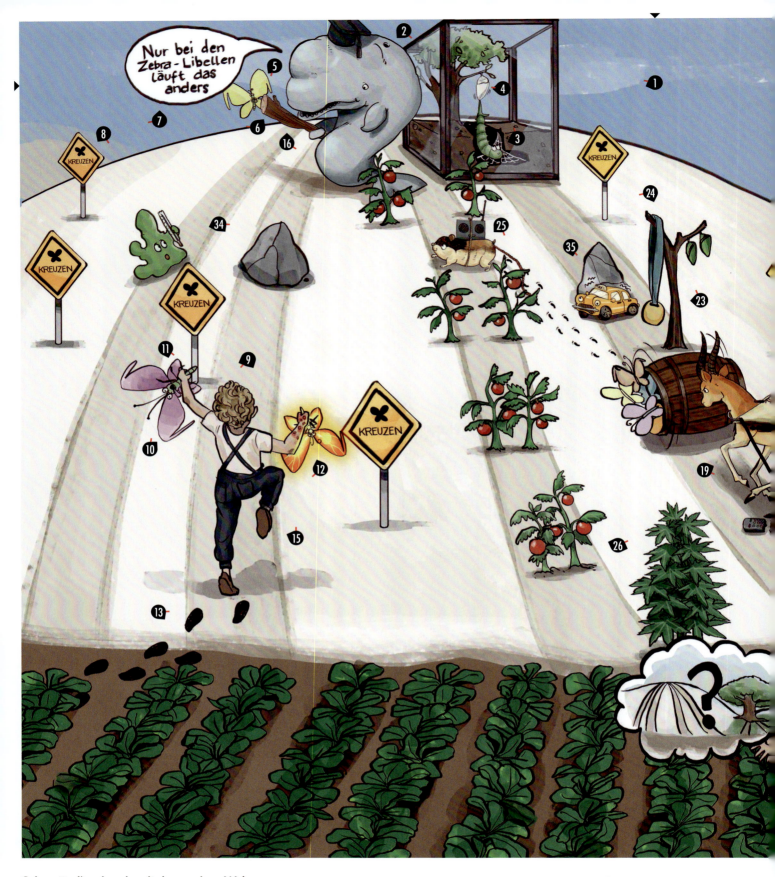

Schmetterlingskunde mit dem weisen Wal

Der weise Wal mit Talar ist leidenschaftlicher Grundschullehrer. Er gibt er eine Bio-Stunde über Schmetterlinge und schickt die Kinder für eine kleine Herausforderung los. Sie sollen ihm die interessantesten Schmetterlinge auf seine Düne bringen – der schönste Schmetterling gewinnt. Die Kinder sind aufgeregt losgezogen und erklimmen eilig die Düne mit ihren Entdeckungen. Nur die Zwillings-Mädels Anna-mit-Antenne und Posteria-mit-Posthorn denken sich, dass die Zebra-Libelle als Insekt sicherlich mehr über Schmetterlinge weiß als der Wal – Talar hin oder her.

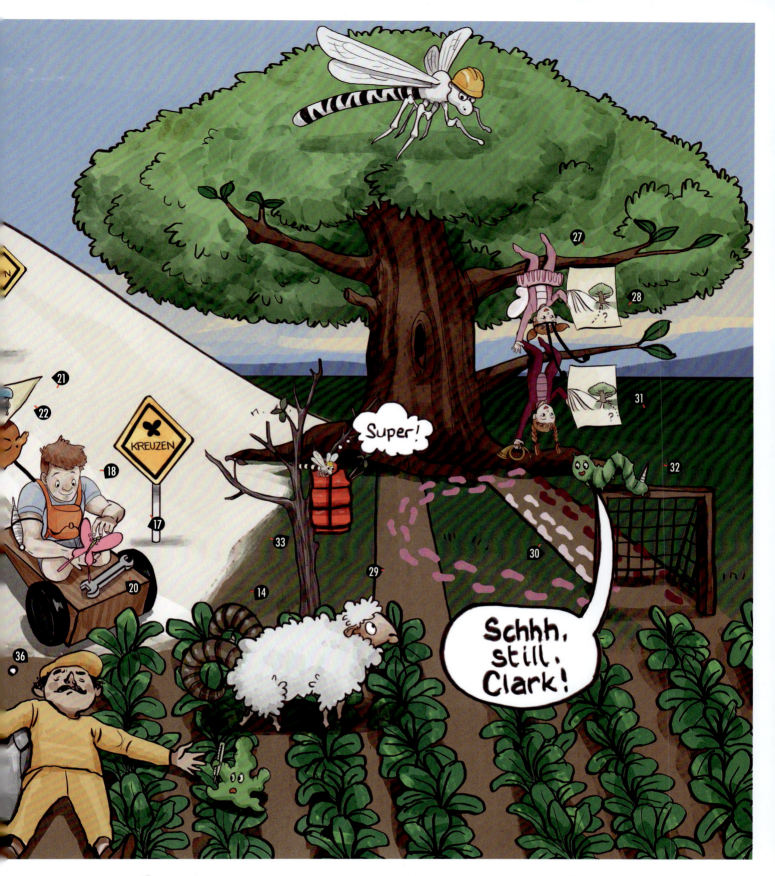

Aufsteigende Bahnen

Rückenmark

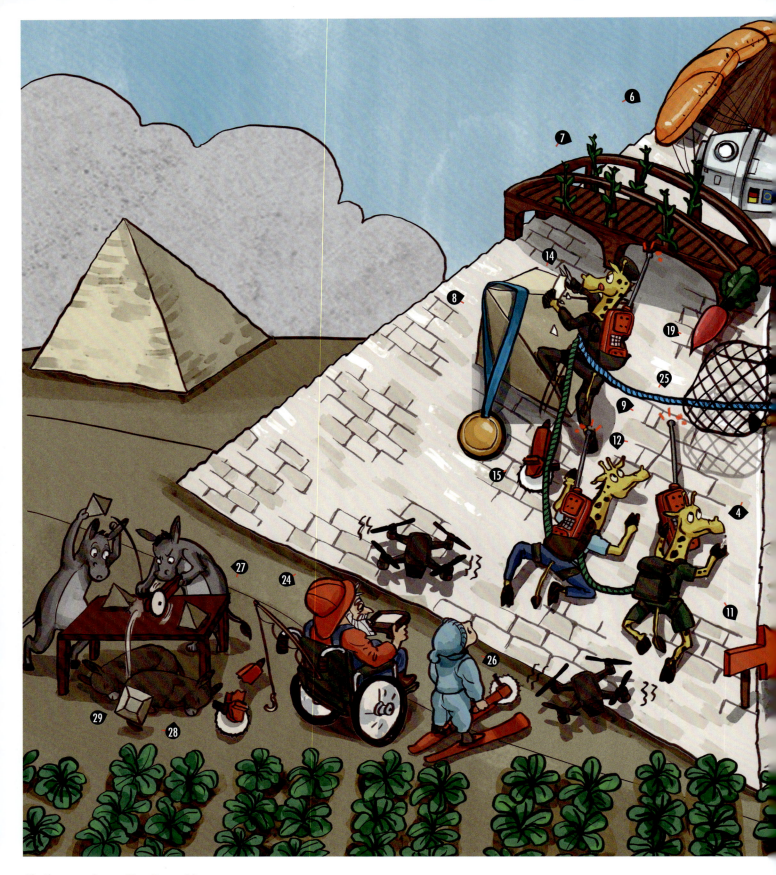

Abstieg von der weißen Pyramide

Auf der Schmetterlingsinsel haben begeisterte Hobbykletterer die berühmte große weiße Pyramide bestiegen. Nun wollen sie zurück, runter zu ihrem motorisierten Schmetterling, der sie nach Hause fliegen soll. Der Abstieg von der Pyramide gestaltet sich allerdings herausfordernder als gedacht. Die zwei Gruppen haben sich getrennt: Links ist die Antennengruppe auf der gleichen Route verblieben; die Laternengruppe hat die Seite schon früh gewechselt. Externe Hilfe muss kommen und die Gruppen beim gefährlichen Abstieg unterstützen.

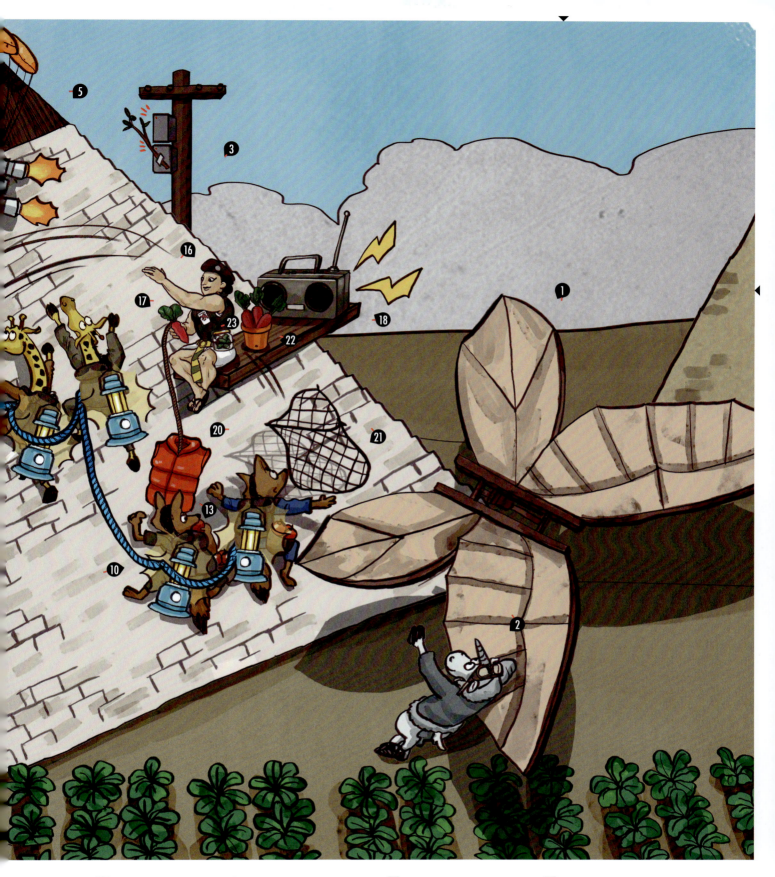

Absteigende Bahnen

Rückenmark

Plexus

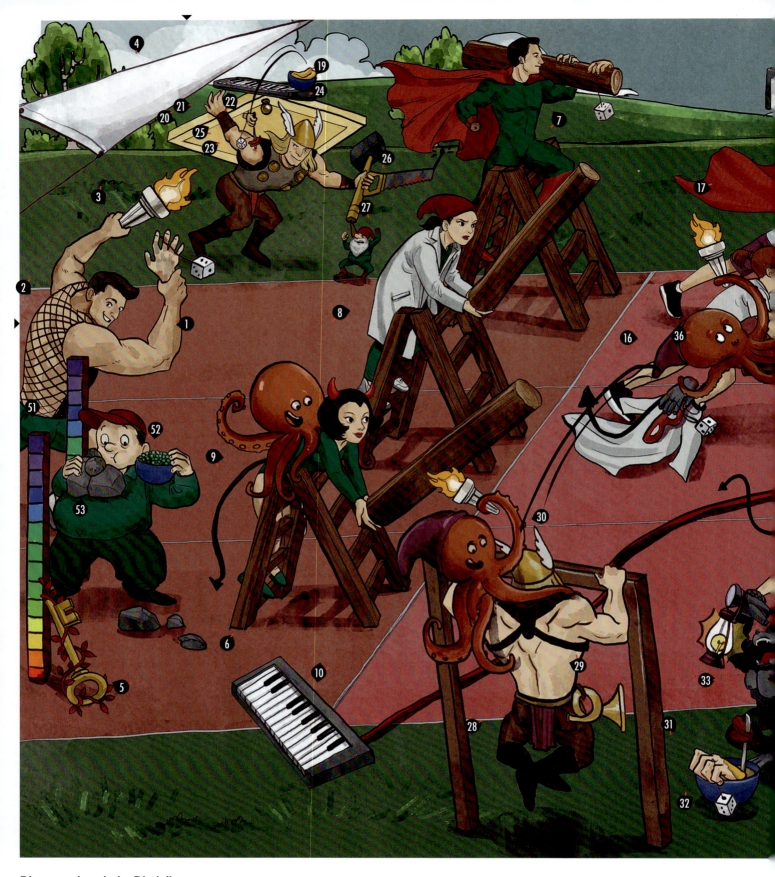

Die neue olympische Disziplin

Wir übertragen live von der neuen olympischen Disziplin: Das Plexus-Rennen – eine Mischung aus Staffellauf, Highland-Games und Triathlon. Bei diesem Wettkampf müssen Kostüme getauscht und gleichzeitig die brutalen Gegner im Blick behalten werden. Es handelt sich nicht einfach nur um einen Wettlauf, nein – an jeder Etappe ist eine andere Disziplin gefragt: Baumstammwerfen, dann Fassrollen und zuletzt ein Rennen mit ganz unterschiedlichen Vehikeln.

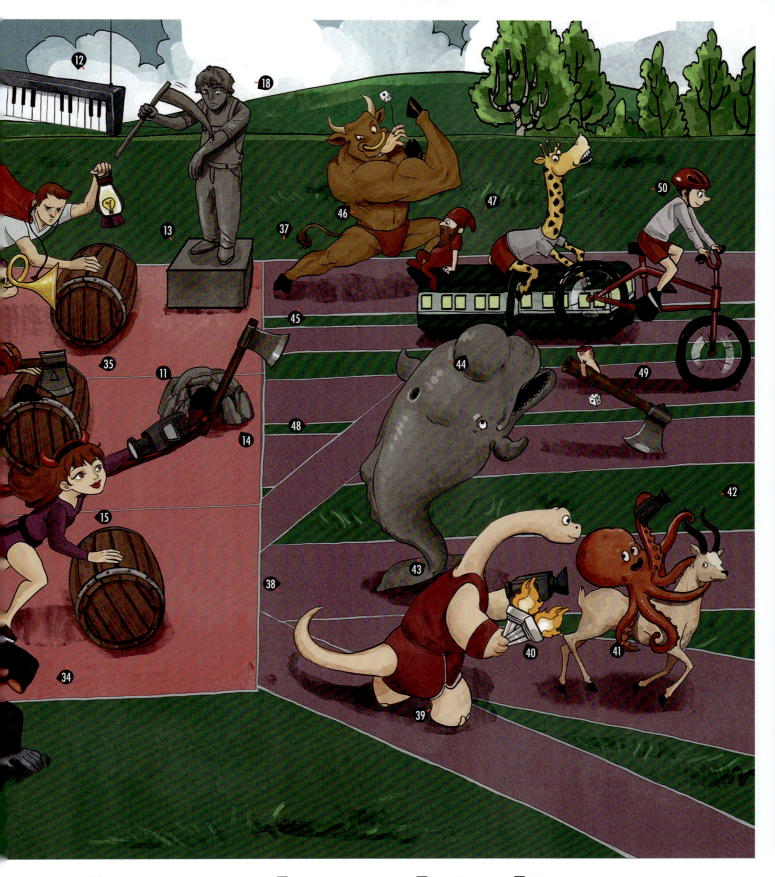

Plexus brachialis

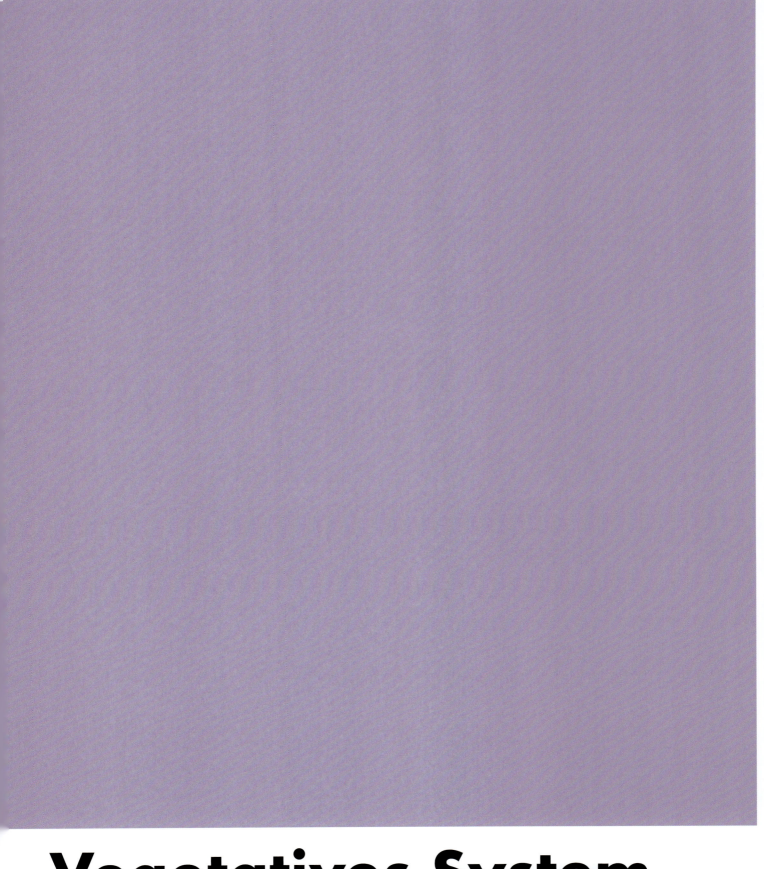

Vegetatives System

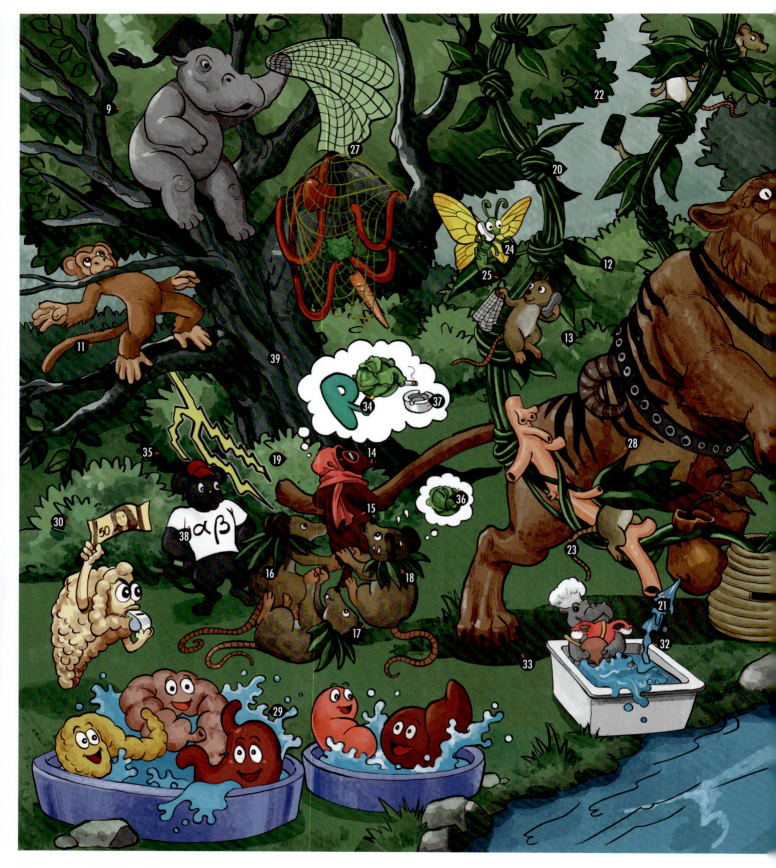

Begegnung mit Säbelzahntiger

Die Steinzeit – der harte Kampf ums Überleben. Zwei Brüder buhlen um die Anführerschaft der Menschen, die beiden könnten unterschiedlicher nicht sein: Einer jagt. Einer kocht.

Der sympathische Steinzeit-Jäger: Kaum hat er den Dschungel betreten, steht ihm auch schon ein Säbelzahntiger gegenüber. Wegrennen ist aussichtslos, Kämpfen seine einzige Chance. Zum Glück hat er einen Pakt geschlossen, zusammen mit den anderen Dschungeltieren: Die Menschen leben fortan vegetarisch, dafür erhalten sie Hilfe von der Mäuse-Gang und dem weisen Hippo mit Talar. Nur das Steinzeit-Nashorn ist ein kleiner Feigling und beobachtet beunruhigt die Kampfszene lieber vom Gebüsch aus.

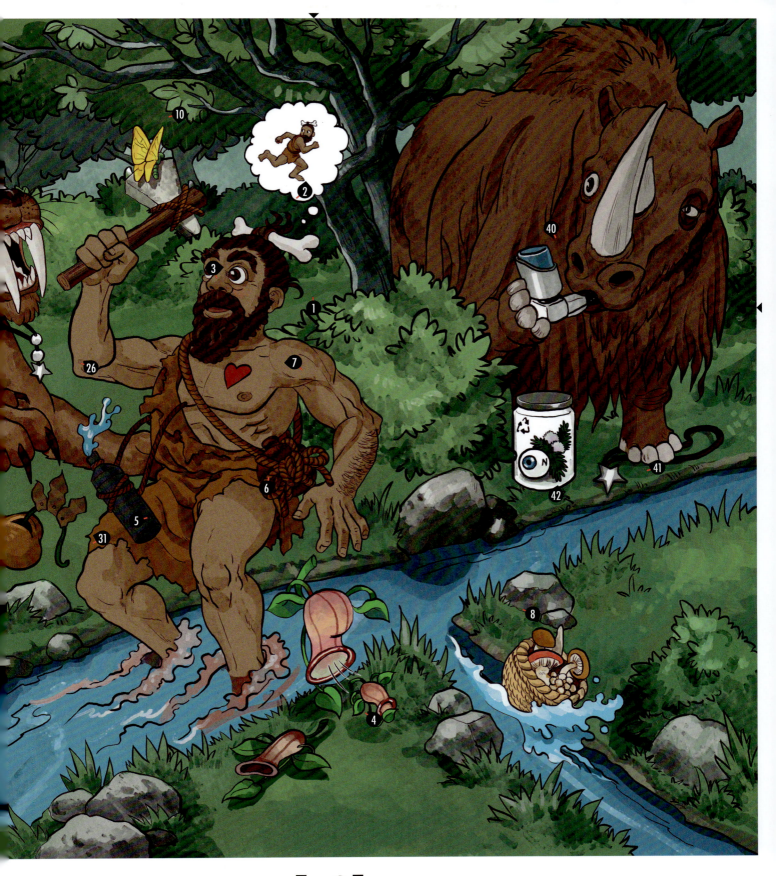

Sympathikus

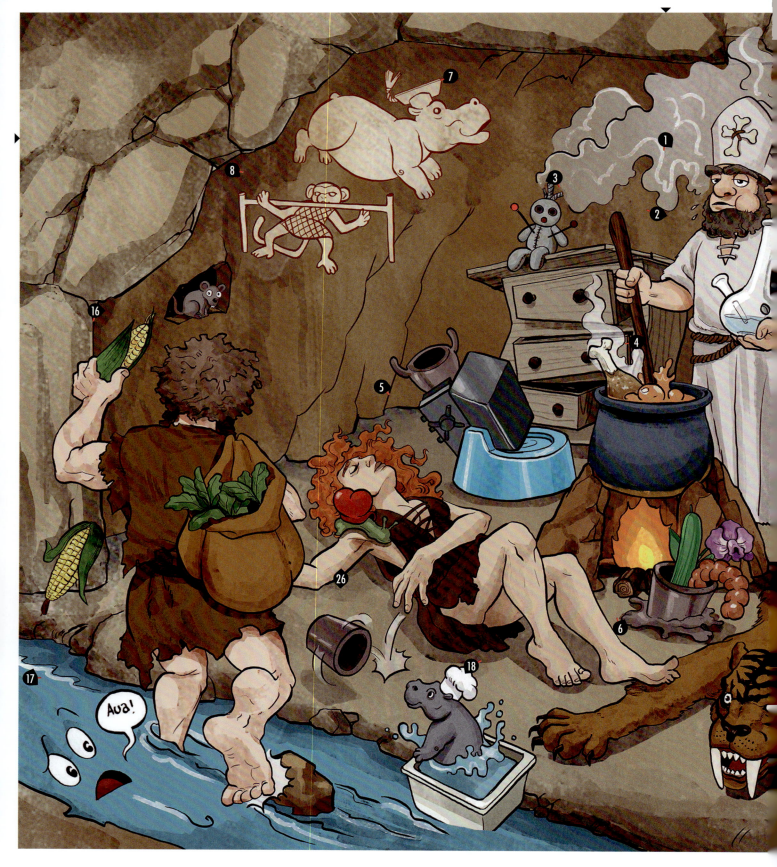

Der selbsternannte Steinzeitpapst

Die Steinzeit – der harte Kampf ums Überleben. Zwei Brüder buhlen um die Anführerschaft der Menschen, die beiden könnten unterschiedlicher nicht sein: Einer jagt. Einer kocht.

Der selbsternannte Steinzeitpapst möchte sich beliebt machen. Er sorgt mittels Drogen für Entspannung und kocht ein üppiges, fleischhaltiges Mahl. Doch das Ganze geht gewaltig schief. Dem Steinzeitpapst entgeht, dass seine Vorräte geplündert werden, abgelenkt von einem nervigen Vagabunden, der seine Lederhäute gegen Nahrung eintauschen will. Eine Mäuse-Gang raubt ihn aus, als Strafe dafür, dass er gegen den Vegetarier-Pakt verstoßen hat und Fleisch zubereitet. Und auch der ganze Bong-Dampf ist etwas zu viel für seine Steinzeit-Dame, die davon in Ohnmacht fällt.

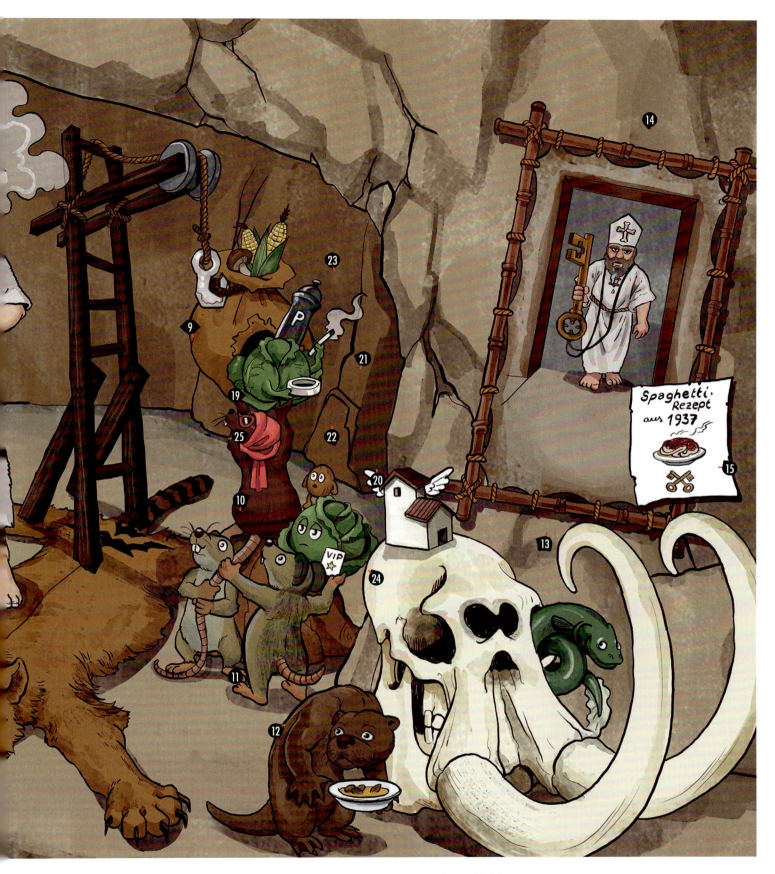

Parasympathikus

Systeme

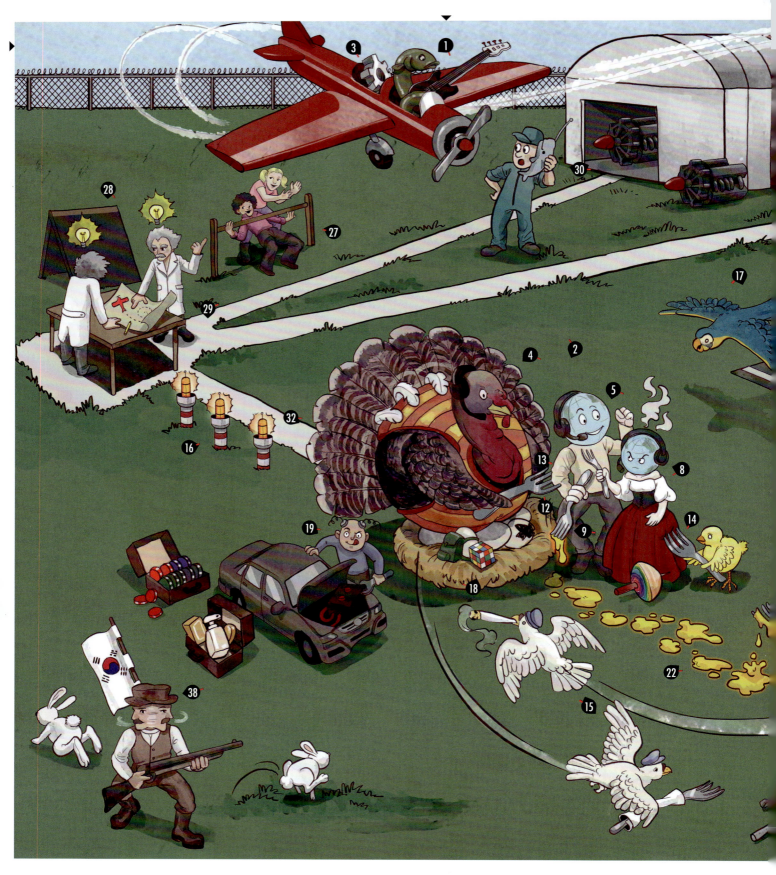

Die geplante Landung vom Bass-Aal

Der Bass-Aal soll im Spinatfeld ein Konzert geben. Hierfür muss er aber erst mit seinem Motor-Flieger landen. Aktuell dreht er ein paar Schleifen. Noch ist nicht klar, ob und wie er landen kann. Die lustige Limbo-Truppe ist hochmotiviert und hat sich schon mal einen bewegenden Plan ausgedacht, wie das mit der Landung klappen könnte. Diesen Plan schicken die Assoziations-Meister aber lieber nochmal an ein paar weitere Gehilfen. Zur Gegenprüfung geht der Plan an die Motorenwerkstatt, die Zebra-Libelle und ihre Kleinhirnwürmer sowie die Bodencrew. Die Mitglieder der Bodencrew mit den Lärmschutzkopfhörern werden auch Bass-Aal-Gang genannt. Einige wollen mit ihren Impulsen vorstürmen, andere zögern die Landung hinaus. Und so verstricken sie sich in unnötige Streitereien: Die Globus-Tänzerin erregt sich über die zu heiße Suppe, die als Stärkung gereicht werden sollte. Sie macht ihrem Tanzpartner einen Strich durch die Rechnung. Am Ende landen die Impulse der Beteiligten beim Wal mit Talar. Er entscheidet über das endgültige 'Go' oder 'No Go'.

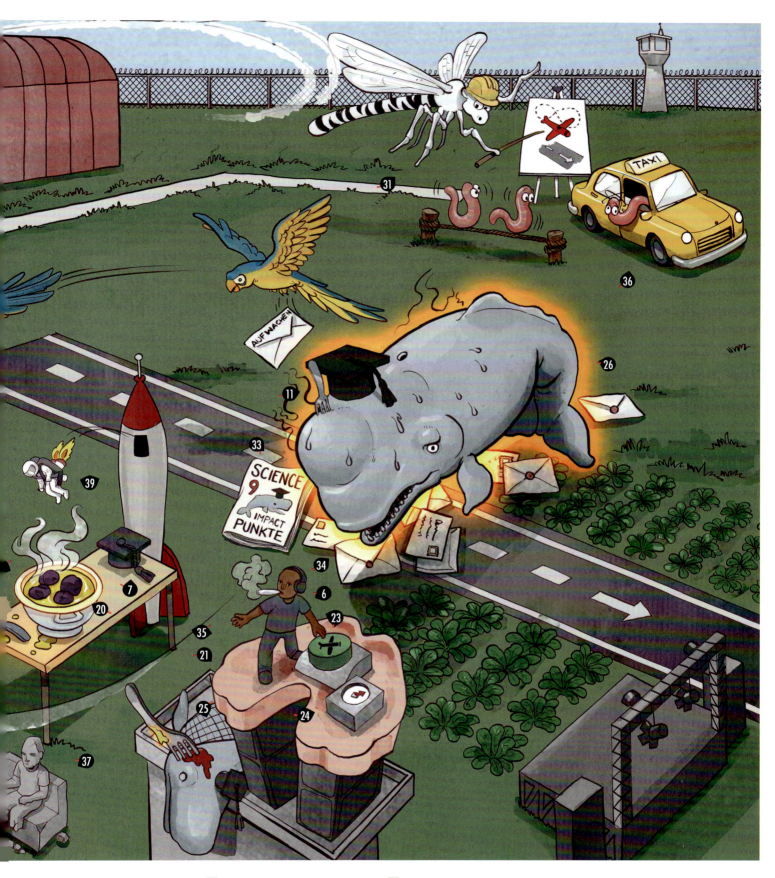

Basalganglien

Motorik

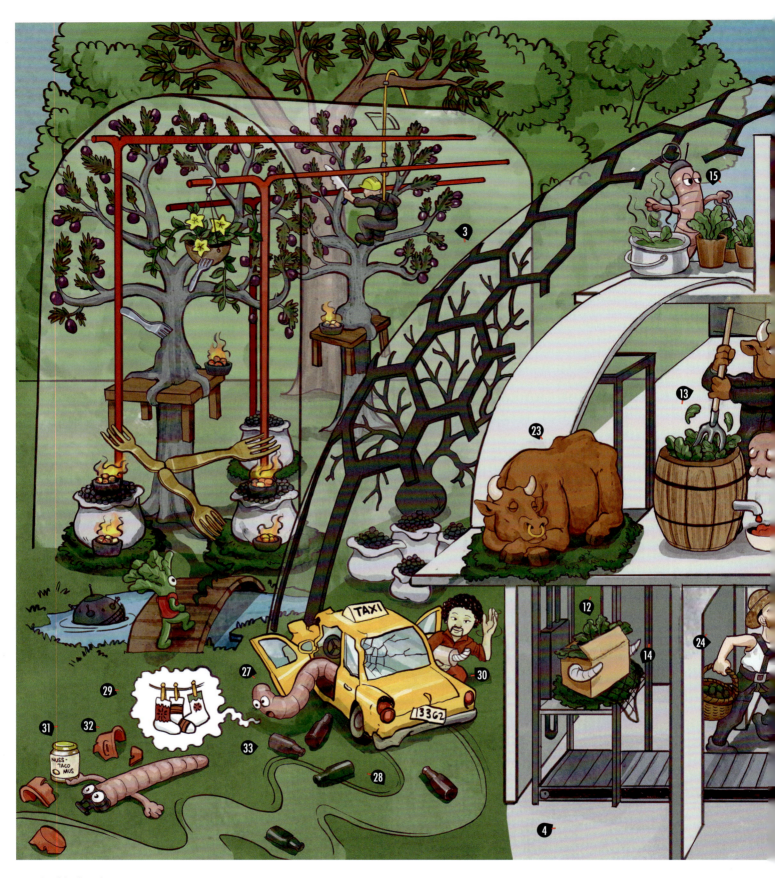

Das Architekturbüro

Wir blicken in das Architektenbüro der Zebra-Libelle. Schon als Landschaftsarchitektin hat sie sich einen Namen gemacht: Ihr Gewächshaus mit den Kur-Pinien ist unter Neuroanatomen hoch verehrt. Körper erteilt ihr jetzt drei Aufträge. Dafür zuständig sind drei unterschiedliche Arbeitsgruppen ihres Architektenbüros. Wir schauen uns die drei Etagen an: In der untersten entwerfen die Kleinhirnwürmer mit ihren schicken Westen ein Stützgerüst für ein sich bewegendes Augenmodell, ein Balance-Akt. In der zweiten Etage, zwischen Spinatpflanzen, konzipiert die Pyramiden-Expertin einen eindrucksvollen Stand aus Ton für die nächste Expo, die nächste Messe. Das verlangt viel Stehvermögen von ihr. In der dritten, obersten Etage kümmern sich die Brücken-Architektinnen über die Abstimmung des aktuell ambitioniertesten Planes und halten nochmal Rücksprache mit den ausführenden Handwerkern. Anweisungen und Materialien für die verschiedenen Aufträge kommen durch die drei Eingänge und verlassen die Büros wiederum am anderen Ende.

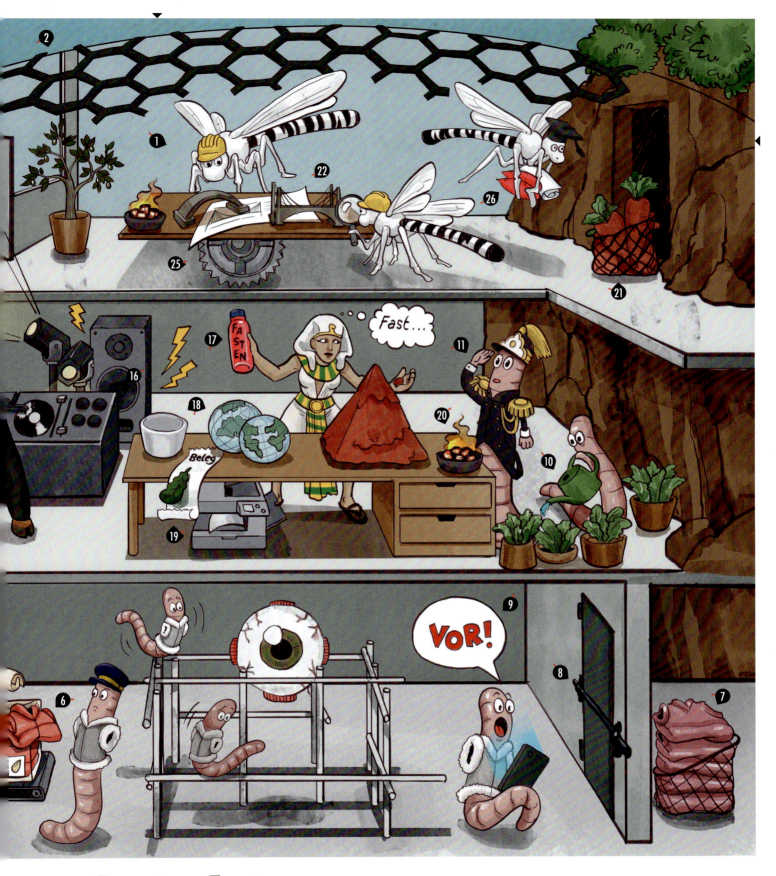

Kleinhirn

Cerebellum

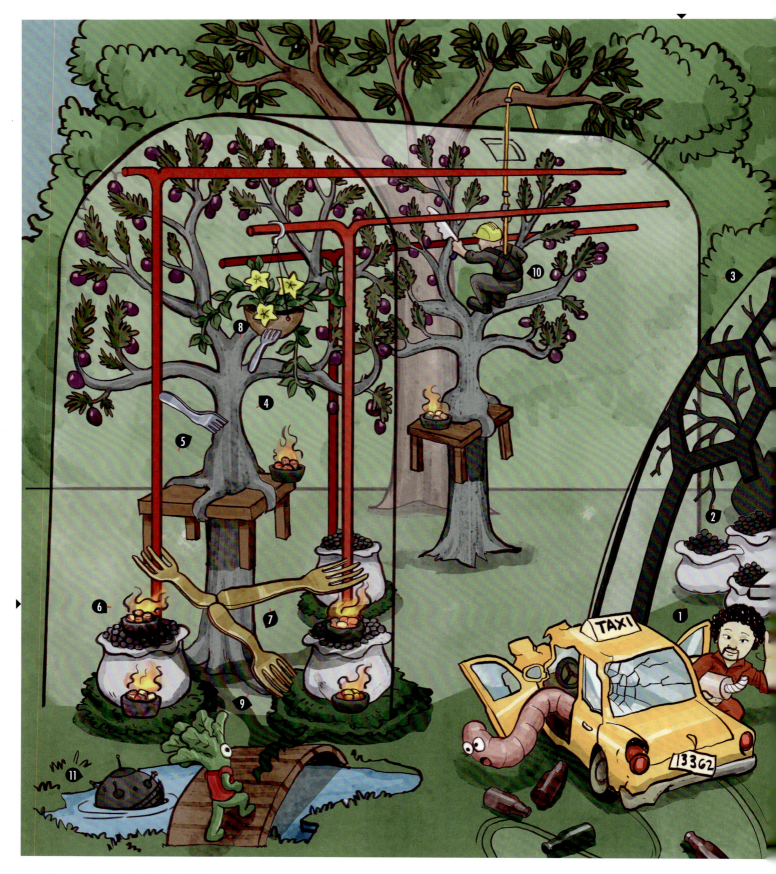

Das Gewächshaus mit der Kur-Pinie

Wir widmen uns jetzt dem preisgekrönte Gewächshaus der Zebra-Libelle etwas genauer. Hier sieht man die phänomenalen Kur-Pinien, das elaborierte Konstrukt paralleler Stangen und die auf Moos gebetteten Körner-Säcke mit Granulat. Der Olivenbauer ist aktuell mit der Pflege der Kur-Pinien beauftragt und vom Teich samt wehrhafter Minen schaut gerade der kleine Spinat auf einen Besuch vorbei.

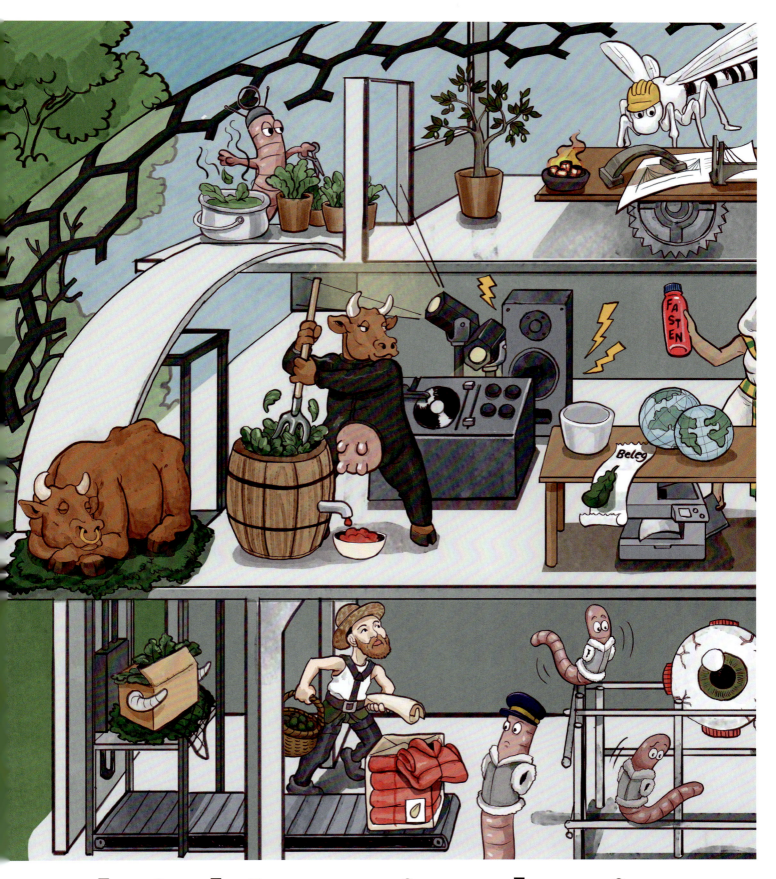

Kleinhirn Histologie

Cerebellum

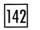

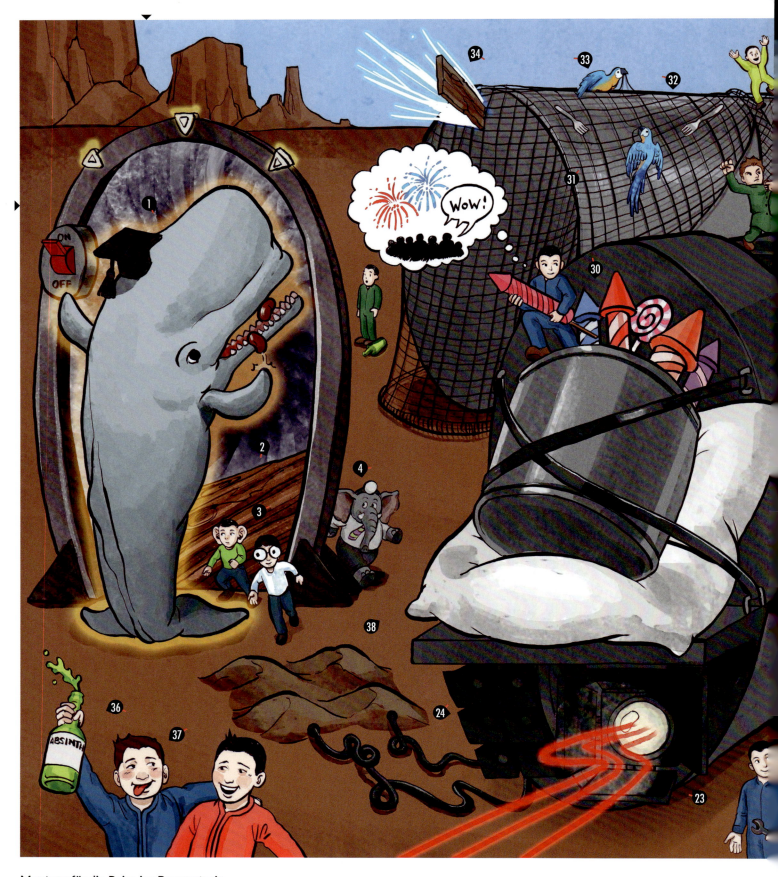

Montage für die Reise ins Bewusstsein

Es ist wieder soweit. Der Wal zieht seinen Talar an. Er bewacht das Tor zum Bewusstsein. Dieses will er jetzt mit seiner kleinen Crew an Spezialisten erforschen. So schickt sich der Wal an, ein U-Boot zu konzipieren. Das soll mit allen möglichen Kompartimenten ausgerüstet sein. Die Module werden gerade von einer Schar kleiner Spezialisten zusammengebaut.

Aktuell laufen letzte Vorbereitungen an den einzelnen Modulen, bevor das U-Boot zusammengeschweißt wird und die Forschungsreise ins Bewusstsein startet. Immer wieder kommt eine Gruppe Aras vorbeigeflogen und treibt die Beteiligten zu mehr Aktivität an, genau wie der Centaurus Medianus, der ihnen Beine macht. Interessant ist auch, was passiert, wenn der Wal das Licht ausknipst – wenn die Spezialisten dann gerade mal nicht schlafen, feiern sie hier und da eine Absinth-Party ... dazu mehr auf der nächsten Seite.

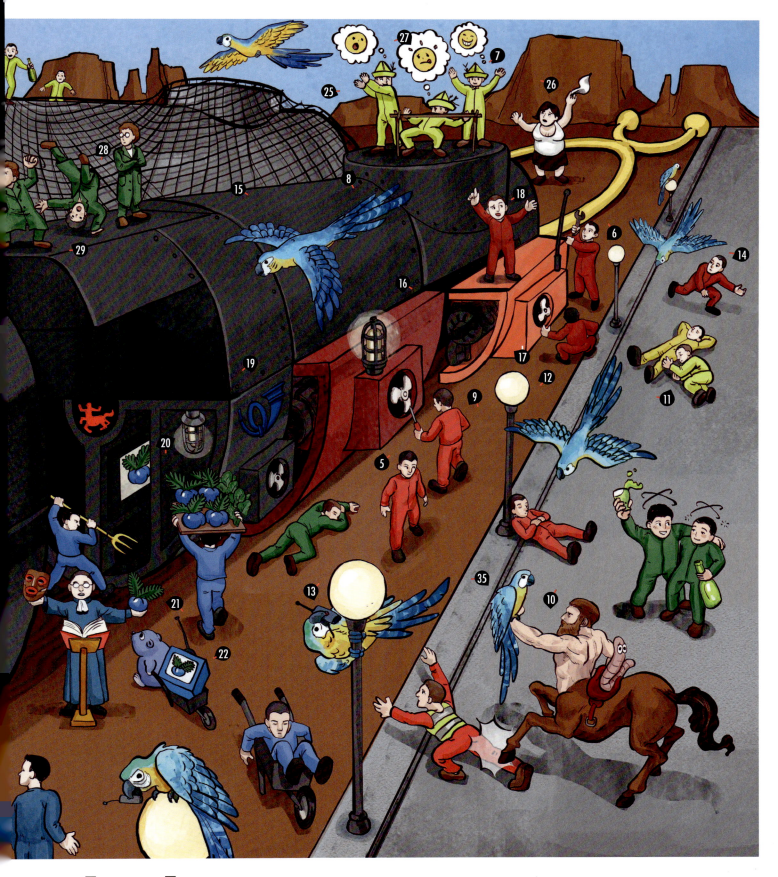

Thalamus

146 38▶

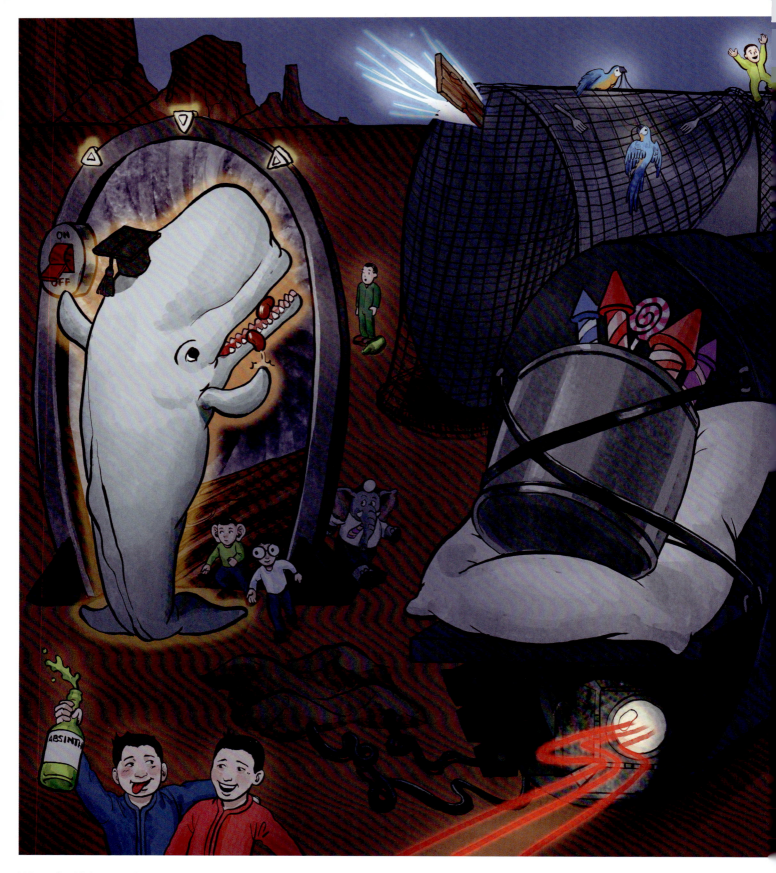

Wenn das Licht ausgeht ...

Kaum hat der Wal mit Talar mal das Licht ausgeknipst, da legen sich auch schon alle Spezialisten schlafen. Nichts läuft mehr, die Montagearbeiten für die Fahrt ins Bewusstsein stagnieren. Doch ... was hört man da? Ist das Musik? Immer wieder feiern ein paar der Spezialisten eine ihrer berühmten, epischen Absinth-Parties – und alles gerät außer Rand und Band.

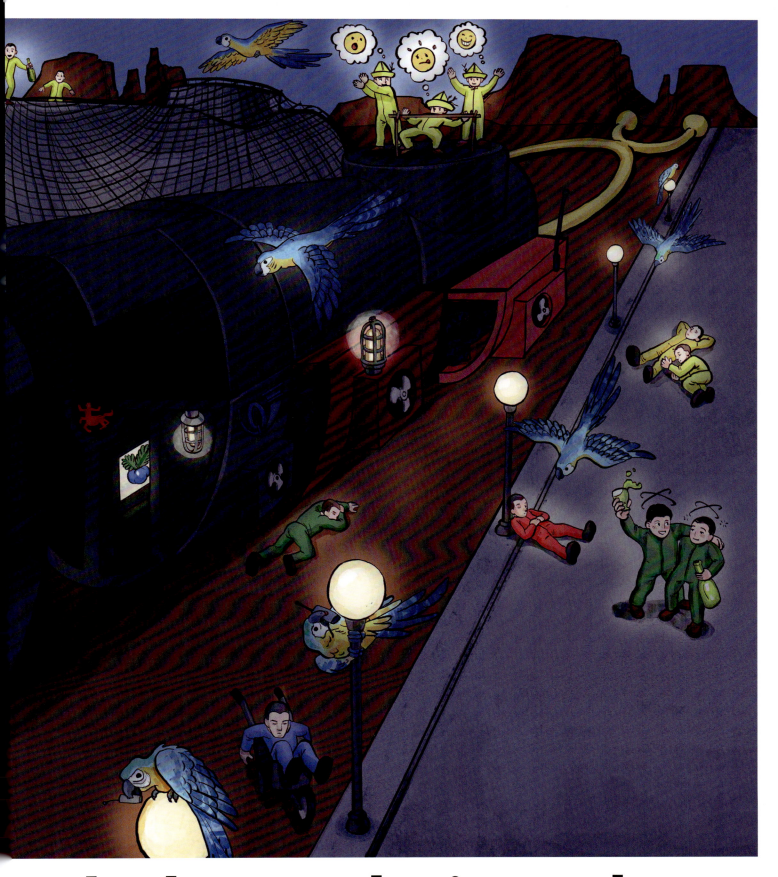

Thalamus bei Nacht

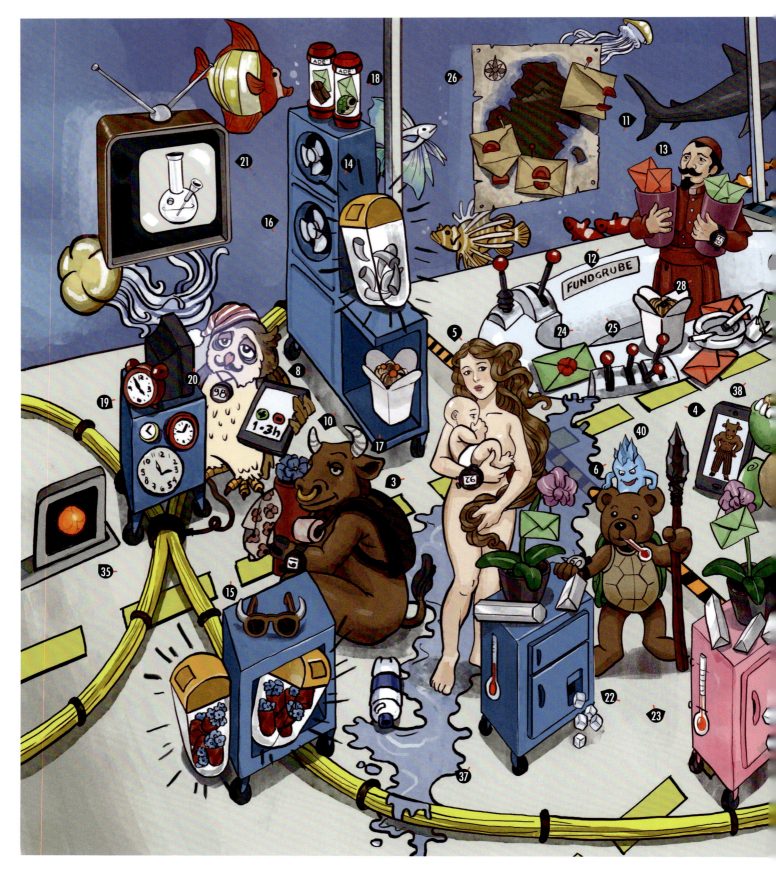

Willkommen im Innenministerium des Körpers.

Das Hippo mit Talar steht für den Hypothalamus. Das Hippo und seine Beamten haben alle Hände voll zu tun. Sie sind für das heikle Gleichgewicht im Körper verantwortlich. Sechs Hauptaufgaben gilt es zu meistern. Damit der Körper sich nicht beschwert, trudeln unentwegt Botschaften und Anweisungen ein. Diese gilt es zu sortieren, auszuwerten und weiterzuleiten.

Das Innenministerium ist in drei Abteilungen eingeteilt. Innen direkt am Aquarium ist die Postzentrale. Hier stapeln sich die Briefe, die mit den zwei Rohrpostsystemen verschickt werden. Eines für große, magnumförmige, eines für kleine, paarige Büchsen.

Mittig zu sehen ist die Kommandozentrale, hier entscheidet das Hippo mit Talar über das aktuell wichtige Verhalten vom Körper. Außen befindet sich die Telefonzentrale mit diversen Kommunikations-Ein- und Ausgängen.

Fast jeder der sonderbaren Beamten hat eine eigene Arbeitsbox. Befehle werden in Form grüner und roter Umschläge bzw. zweier kleiner Objekte über die zwei Rohrpostsysteme verschickt. Zunächst in die Fundgrube, wo ihre „Mediane Eminenz" diese entgegennimmt und dann zu Füßen der zwei Hippos in die Hypophyse schickt.

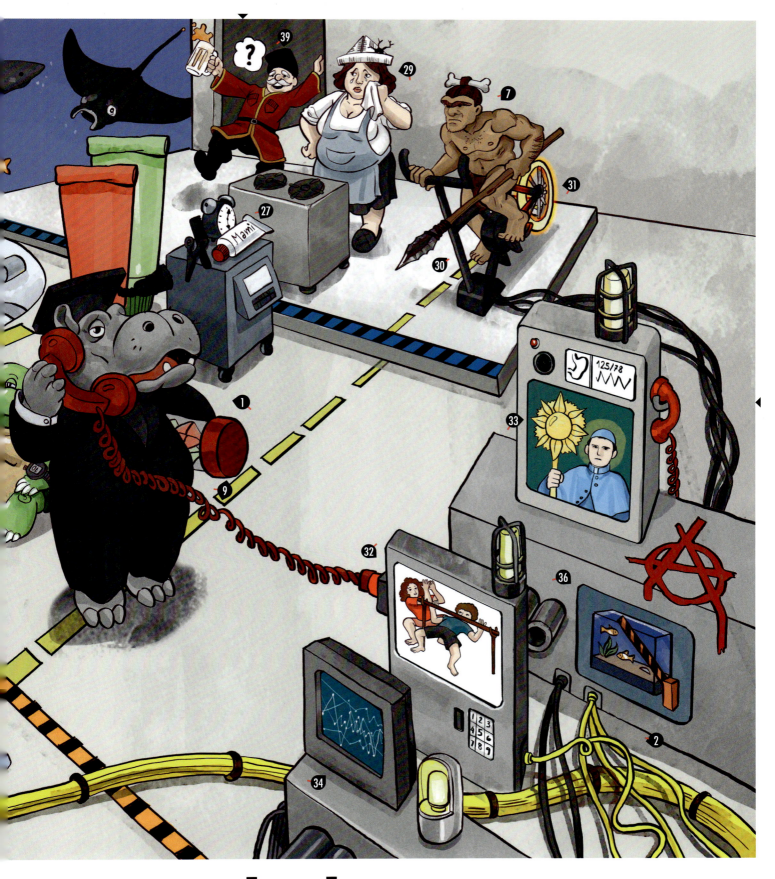

Hypothalamus

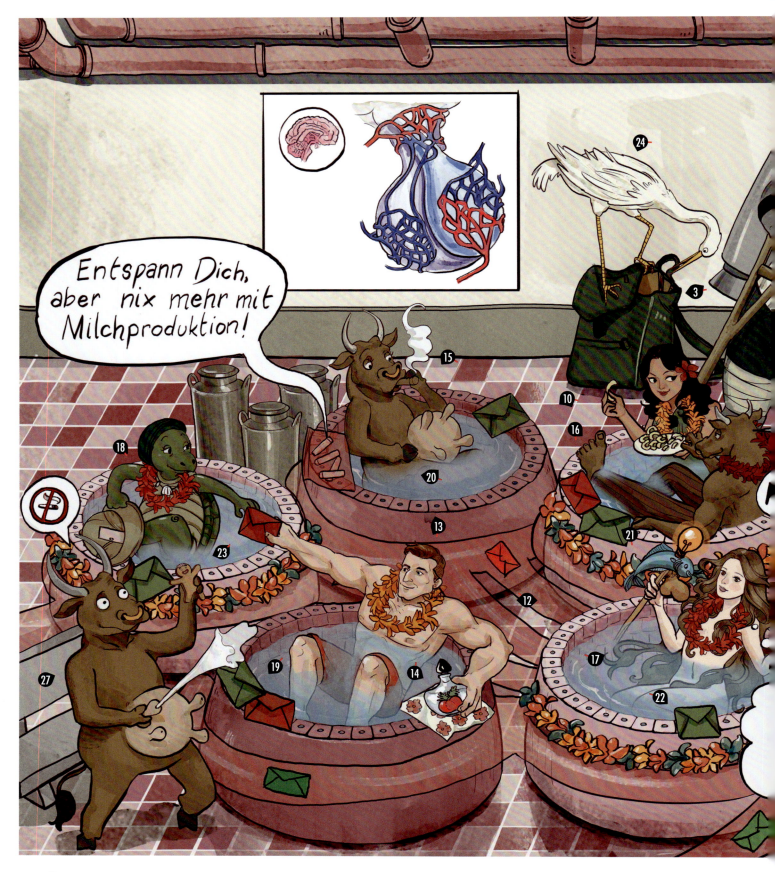

Im Keller vom Innenministerium: das Gremium

Befehle, Befehle, Befehle – so viele Briefe mit Befehlen – da kommt doch keiner hinterher! All diese Anweisungen aus dem Innenministerium. Das Düsen-Hippo würde am liebsten seinem Job hinschmeißen, Adé sagen und wegfliegen. Die Gremienmitglieder haben's gut, die können hier im 'geheimen' Keller unter dem Innenministerium ganz entspannt in ihren Pools die Aufträge bearbeiten. Das Adé-Düsen-Hippo muss hingegen den ganzen Tag hin und her rennen, es vermittelt die diversen Anweisungen an die richtigen Pools.

Auch das neurotische Hippo hat keine Lust mehr, zeigt uns seinen großen Hintern und verteilt die Inhalte der großen, magnumförmigen Büchsen zum weiteren Transport in die rote Kanalisation.

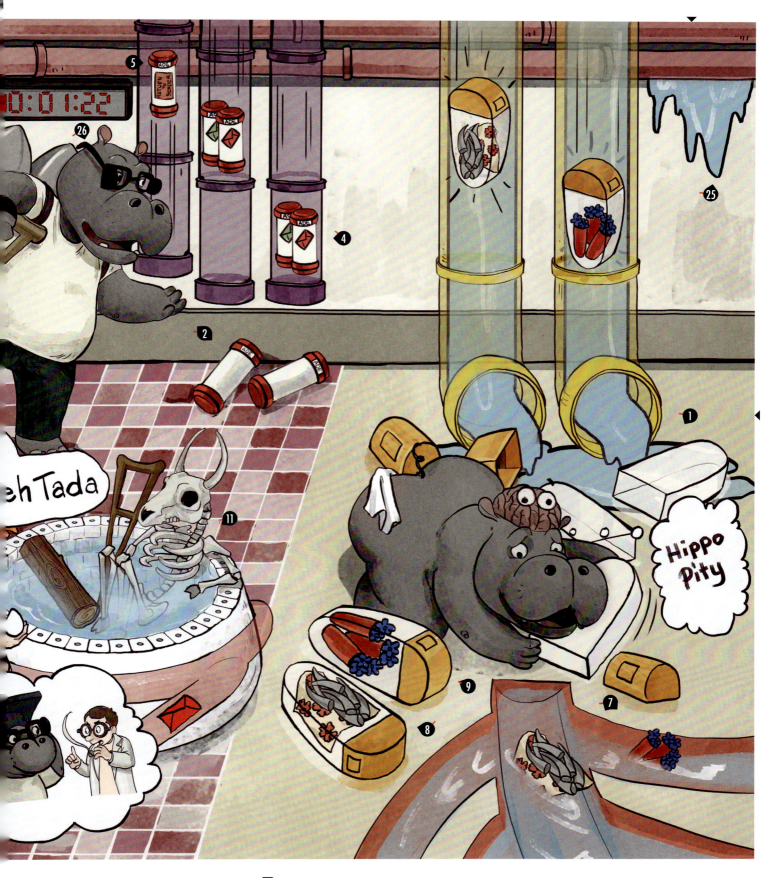

Hypophyse

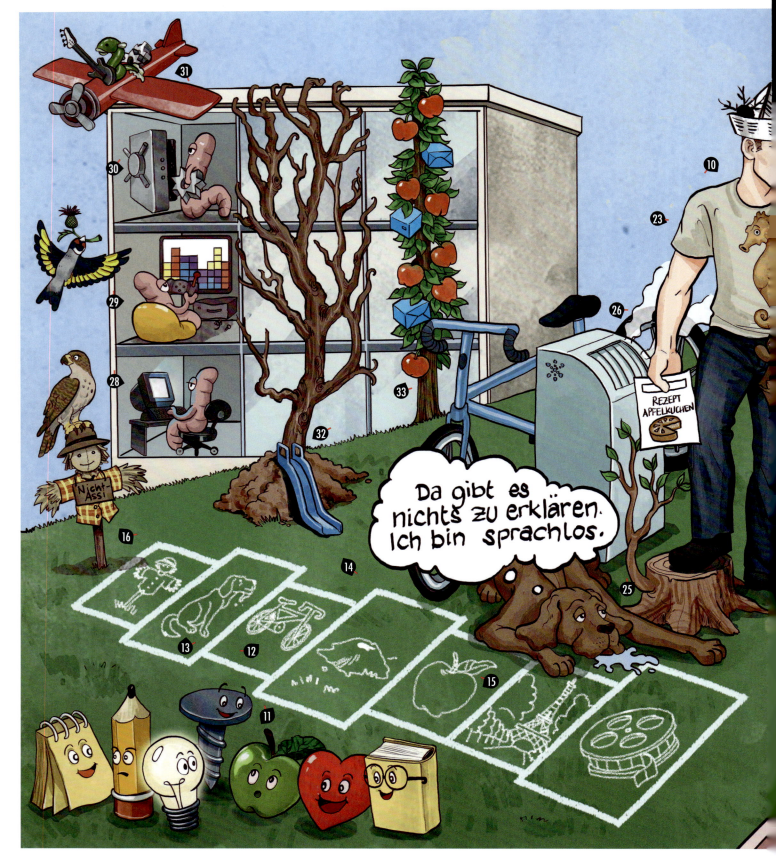

Die Geburt einer unsterblichen Erinnerung

Eine zeitlose, unsterbliche Idee oder Erinnerung werden – wessen Traum wäre das nicht?! Doch der Wettbewerb in der Schule des Lebens ist hart. Ideen verpuffen in Luft, Ereignisse werden vergessen, Erinnerungen verblassen.

Hier auf dem Campus der Schule des Lebens sehen wir, wie die verschiedenen Sinnesreize, Fertigkeiten und Erinnerungen ihren Weg suchen, unsterblich zu werden, verewigt als Statue auf dem Campus. Goethe, der alte Haudegen, hat es natürlich schon geschafft.

Der große Autor hat es vorgemacht: Lernen muss unter die Haut gehen. In den ganz starken Gefühlen sehen die kleinen Ideen ihre große Chance. Gefühle fehlen auf so einem Campus natürlich nicht. Wir erleben hier die Liebeserklärung von Amy an den hippen Campus-Typen. Amy-mit-Mandala bringt Farbe ins Leben; sie eröffnet dem eher bürokratischen, hippen Campus-Typen Semanuel ihre Liebe. Der erste Kuss wird ein Andenken, das ewig im Gedächtnis bleibt. Die Unsterblichkeit dieser Erinnerung – sie ist zum Greifen nahe.

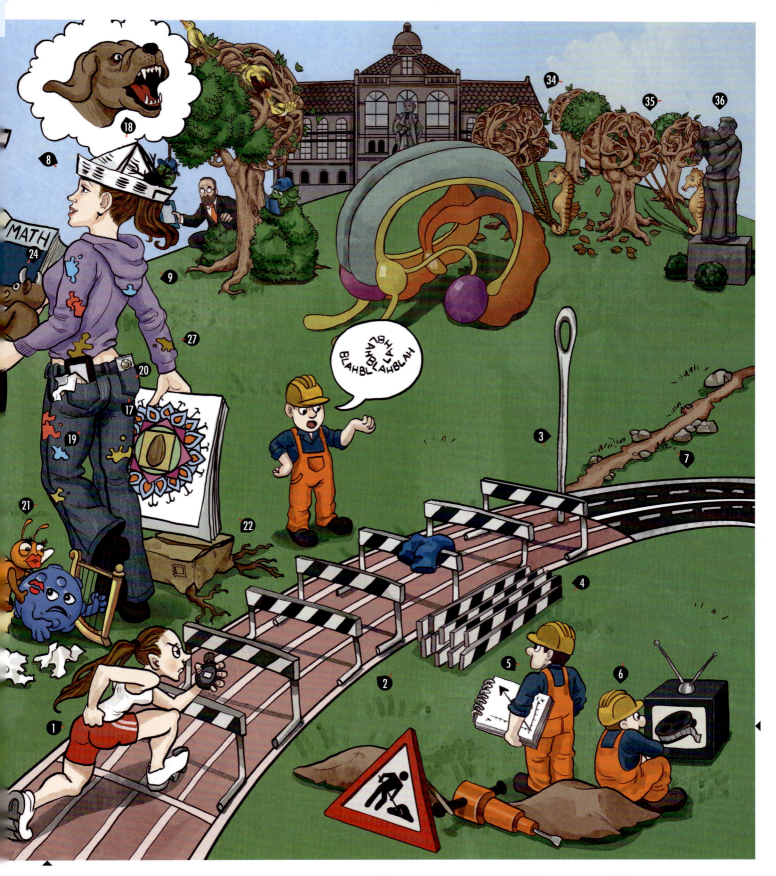

Lernen und Gedächtnis
Gedächtnisbildung und Gedächtnissysteme

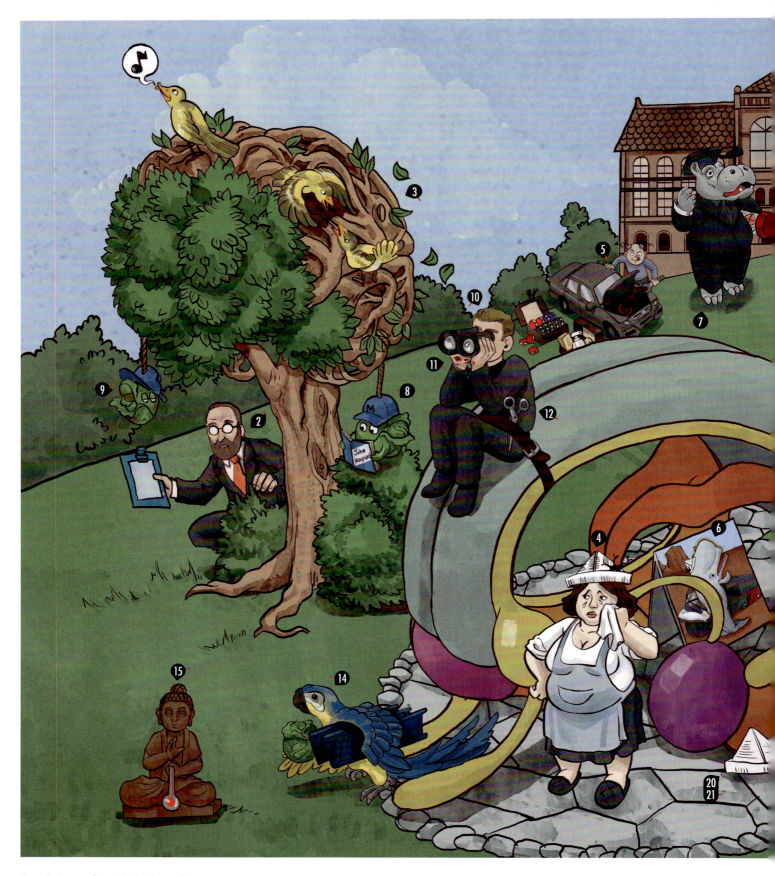

Der Campus der Schule des Lebens

Im Hintergrund der Liebesszene hat er sich schon angedeutet: der Campus der Schule des Lebens. Hier sehen wir eine Skulptur, gewidmet dem limbischen System, darauf ein stiller Beobachter der Szene, daneben der Gehirnbaum. Hier versteckt sich Amys Therapeut. Rechts zu sehen: Der Campus-Brunnen. Auch bekannt als der Drogenumschlagplatz des Campus.

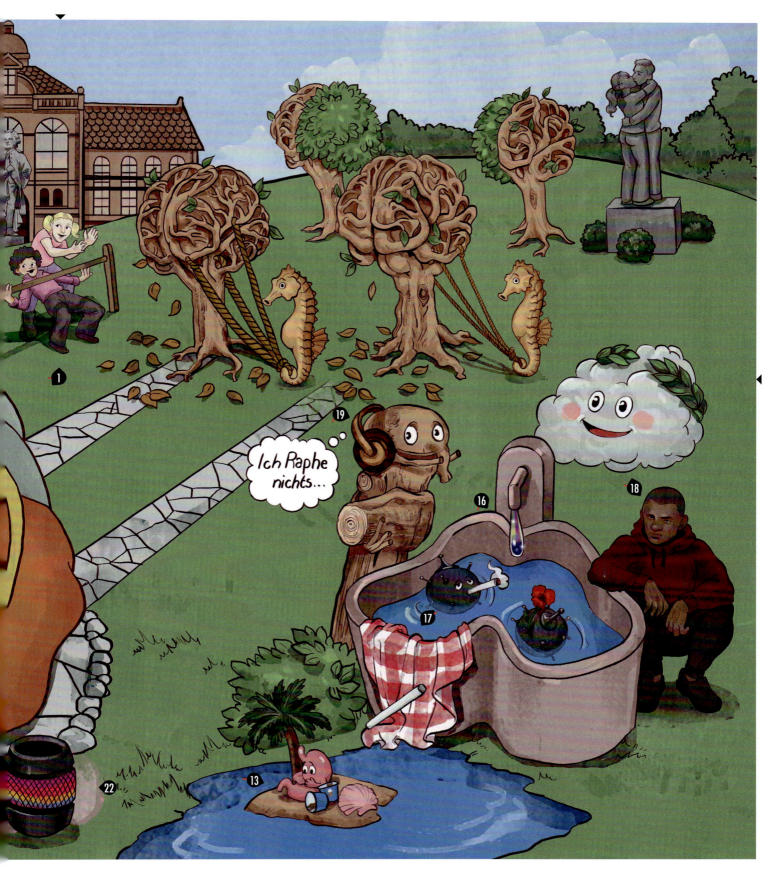

Lernen und Gedächtnis

Neuroanatomie von Lernen und Gedächtnis

Sei kein Esel, bau eine Brücke!

weitere Inhalte auf
meditricks.de

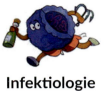

Infektiologie

Pharmakologie

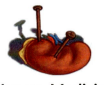

Innere Medizin

Pädiatrie

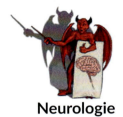

Neurologie

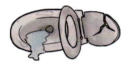

Orthopädie

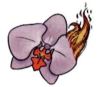

Urologie

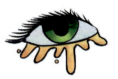

Gynäkologie

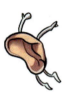

Auge

HNO

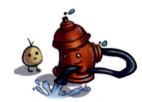

Biochemie

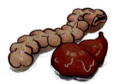

Anatomie

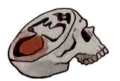

Neuroanatomie

Bücher, Bücher, Bücher

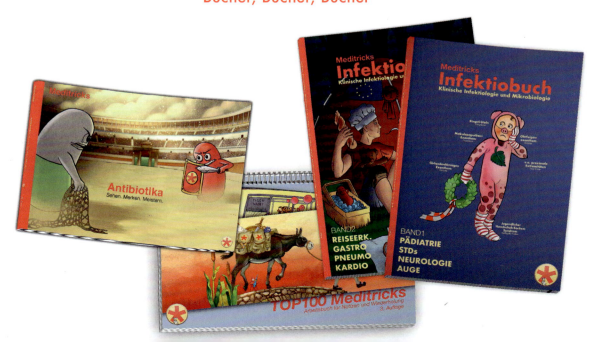